Schutz und Rettung

in

Lebensgefahren aller Art.

Eine Sammlung

der deshalb erlassenen

Königlich Preußischen Edikte und Verordnungen und einer Erinnerung an die Verhütungsmittel

des Lebendigbegrabens.

Herausgegeben

vom

Königlich Preußischen Ober-Medicinal- und Sanitäts-Assessor

Dr. Flittner.

Berlin, 1825.

Schutz und Rettung
in
Todesgefahr.

Eine
Sammlung Königlich Preußischer Verordnungen über die Behandlung Erfrorner, Ertrunkener, Erwürgter, durch Dämpfe oder verschluckte Körper Erstickter, Vergifteter, vom Blitze oder Schlagflusse Getroffener, durch Fall oder Sturz Lebloser, Fallsüchtiger, Ohnmächtiger, scheintodt Betrunkener, Verbrannter und Verbluteter;
nebst
Vorschriften über die Kennzeichen und die Behandlung der Hundswuth und Wasserscheu an Menschen und Thieren, über die Verhütung des Lebendigbegrabens durch Leichenhäuser, Familienbündnisse und Todtenschauärzte, über die Gefahr bei Leichenbegängnissen, bei ansteckenden Krankheiten, Gewittern und in andern Fällen.

Ein
Noth- und Hülfsbuch für Jedermann

herausgegeben
von
Chr. Gottfr. Flittner,
Doctor der Philosophie und Arzneiwissenschaft, Ober-Medicinal- und Sanitäts-Assessor, Mitglied der Russisch-Kaiserlichen Gesellschaft zu Moskau, der Großherzoglichen Societät für die gesammte Mineralogie zu Jena, der Königlich Preuß. märk. ökonomischen Gesellschaft zu Potsdam, so wie auch der Königl. Sächs. ökonom. Gesellschaft zu Dresden ꝛc. ꝛc.

Berlin,
Flittner'sche Buchhandlung.
1825.

Vorwort.

Was allgemein Noth thut muß, wie die Erde, immer angefeuchtet werden, wenn es Früchte bringen soll.

Läßt sich in irgend einem Zweige der Heilkunde ein Volksunterricht rechtfertigen, so wird ihm unstreitig da der lohnendste Wirkungskreis eröffnet, wo es auf Schutz und Rettung eigenen und fremden Menschenlebens ankommt.

Wer kann sie voraussehen, die vielfachen Gefahren, die plötzlichen Zufälle, denen jeden Augenblick unser Leben, unsere Gesundheit ausgesetzt ist? Und wer weiß nicht, daß hier der erste, auch der kostbarste Augenblick ist, daß alles auf Schleunigkeit der Hülfe beruht? Das einfachste Mittel, auf der Stelle angewendet, wirkt oft mehr, als späterhin alle Anstrengung der Kunst.

Aber schleunige Hülfe bedingt Gegenwart des Geistes und Kenntniß der Rettungsmittel. Oft mangelt oder ist thatlos die erste, weil es an der zweiten fehlt; aber auch nicht selten wird jene durch diese herbeigeführt. So wichtig ist Kenntniß der Rettungsmittel in Lebensgefahr!

Und diese Kenntnisse, wie einfach und leicht sind sie! Wer wollte um ihren Preis sich nicht gern das beseeligende Gefühl verschaffen, ein Menschenleben gerettet zu haben? Unzählige Beispiele beweisen ja, wie oft unsere Hülfe von dem glücklichsten Erfolge gekrönt wird.

Die im Jahr 1774 zu London gestiftete Königl. Gesellschaft der Humanität rettete innerhalb zwei Jahren 2175 auf mancherlei Weise Verunglückte. Dem ähnlichen Verein zu Amsterdam gelang es, in etwa 25 Jahren 990 Scheintodten, und der Rettungsanstalt in Hamburg — binnen zwei Jahren von 214 leblos den Wellen Entrissenen 146, und im J. 1823 von 44 Scheintodten 34 ins Leben zurückzurufen. Bedarf es einer dringendern Aufforderung als dieser Beispiele, um uns mit dem Rettungsgeschäft Verunglückter bekannt zu machen? —

Gebührt dem die Bürgerkrone, der mit eigener Gefahr ein Menschenleben dem Tode entreißt, so verdient der nicht minder gefeierten Dank, welcher durch seine Hülfe, seine Anstrengung und seine Kenntniß den erlöschenden Lebensfunken eines Scheintodten hervorruft.

Die preußische Regierung, die so offenkundig das Gute will und dasselbe, sobald sie dafür erkannt hat, thätig befördert, hat nicht nur über das kunstgerechte Verfahren der Aerzte bei der Rettung Scheintodter, die zweckmäßigsten Anleitungen erlassen, sondern auch über das Verhalten in vielen andern Fällen, die Leben und Gesundheit bedrohen, menschenfreundliche Belehrungen und Warnungen verbreitet, damit nicht, wie so oft geschieht, Unkenntniß den Tod verschulde.

Die wichtigsten dieser Verordnungen habe ich gesammelt, denselben mehrere Aufsätze über verwandte Gegenstände beigefügt, als: über die verschiedenen Arten der Vergiftungen, über die Wasserscheu bei Menschen und Thieren, über Scheintod und Verhütung des Lebendigbegrabens, über die Errichtung von Todtenhäusern, über die Verhütung zu früher Beerdigung mittelst eines Familienbündnisses, über die Leichenbegängnisse als Ursache von Krankheit und Tod, Sicherstellung gegen ansteckende Krankheiten, gegen den Blitz ꝛc. Ich übergebe hier das Ganze dem Publikum mit dem Wunsche, daß meine gute Absicht erkannt und einigermaßen erreicht werde.

Es ist nur eine Stimme darüber, daß diese Kenntnisse von Predigern, Schul- und Gemeinde-Vorständen am leichtesten unter das Volk gebracht und mit ihnen zugleich viele alte Vorurtheile und schädliche Mißbräuche ausgerottet werden können. Möge die Schrift in die Hände dieser und recht vieler edler Männer gelangen und in ihrem Wirkungskreise wohlthätige Folgen verbreiten; mögen recht Viele daraus ersehen, was sie in plötzlichen Unglücksfällen bis zum Herbeieilen eines Arztes, zweckmäßig zu thun haben, und wie sie ihr Leben und ihre Gesundheit vor drohenden Gefahren und schädlichen Einflüssen schützen können.

Schon des geringsten Guten, welches hierdurch gestiftet wird, werde ich mich innigst erfreuen, und dasselbe für den schönsten Lohn meines Unternehmens schätzen.

Berlin, im April 1825.

Der Herausgeber.

Inhalt.

Verordnungen und Vorschriften Königlich-Preußischer Behörden zur Wiederbelebung scheintodter Menschen.

Die Königlich-Preußische Regierung hat es sich von jeher angelegen sein lassen, zur Rettung plötzlich verunglückter Personen menschenfreundliche und zweckmäßige Anstalten zu treffen, und nicht nur die hierbei eingeschlichenen Mißbräuche abzuschaffen und zu verbannen, sondern auch durch Prämien-Aussetzung Jedermann zu dieser Menschenpflicht aufmuntern.

Nach mehrern vorausgegangenen einzelnen Verordnungen erschien den 15. Nov. 1775 das Edict wegen schleuniger Rettung der durch plötzliche Zufälle leblos gewordenen, im Wasser oder sonst verunglückten oder für todt gehaltenen Menschen. Diesem Edicte sowohl, als dem Publikandum zum Unterricht wegen schleuniger Rettung verunglückter Personen vom 13. Jan. 1788, wurde ein besonderer, vom Ober-Collegio medico entworfener, Unterricht über die Rettungsmittel beigefügt. Auch enthält die von gedachtem Collegium im J. 1785 erlassene kurze Anleitung für die Wundärzte auf dem Lande, wie solche bei der Kur der innerlichen Krankheiten unter den Menschen verfahren sollen, einen Unterricht über die Behandlung der Scheintodten.

An die Stelle dieser Instruction trat seit 1797 die, vom Ober-Collegium medicum umgearbeitete, in den J. 1804 und 1807 wiederholt bekannt gemachte, Strube-sche Noth- und Hülfstabelle unter dem Titel: Anzeige der Rettungsmittel in allen Arten von Scheintod oder

Zufällen, welche mit großer und schnell eintretender Lebensgefahr verbunden sind, zur Belehrung für unsere Mitbürger (1 Foliobogen).

Die Fortschritte der Wissenschaft und Erfahrung beachtend, erschien auf Veranlassung der Königlichen Ministerien des Innern und des Medicinalwesens unterm 20. Oct. 1820 nachfolgende und jetzt bestehende Anweisung zur zweckmäßigen Behandlung und Rettung der Scheintodten oder durch plötzliche Zufälle verunglückten Personen, von welcher damals eine hinreichende Anzahl von Exemplaren an die Kreisphysiker, Kreischirurgen, an Kommunen, Prediger und Schullehrer unentgeldlich vertheilt wurden. Zu gleicher Zeit wurden sämmtliche Regierungen veranlaßt, bei Gelegenheit dieser Vertheilung einige der frühern Vorschriften des Edicts von 1775, so wie die gesetzlichen Strafbestimmungen wegen Vernachlässigung dessen, was in solchen Fällen Jedermanns Pflicht ist, in Erinnerung zu bringen. Diesem zufolge wurde gedachte Anweisung von der Königlichen Regierung zu Potsdam unterm 10. Febr. 1821 folgendergestalt eingeleitet.

Der Herausgeber hat sich erlaubt, dieser Anweisung hie und da einige Bemerkungen beizufügen.

1. Verfügung der Königlichen Regierung zu Potsdam, die Wiederbelebungsversuche der Scheintodten betreffend, vom 10. Februar 1821.

Auf Veranlassung des Königlichen Ministerii der geistlichen, Unterrichts- und Medicinalangelegenheiten, ist eine gedruckte Anweisung zur zweckmäßigen Behandlung und Rettung der Scheintodten, oder durch plötzliche Zufälle verunglückter Personen erschienen, und die unentgeldliche Vertheilung der Exemplare durch die Herren Landräthe an jeder Kommune angeordnet.

Zugleich werden in Gemäßheit der Verfügung des gedachten hohen Ministerii, so wie des Königlichen Ministerii des Innern vom 20. October v. J. folgende Bestimmungen des Edicts vom 15. November 1775 in Erinnerung gebracht.

§. 1. Jeder ohne Ausnahme des Standes, der solche todtscheinende Körper antrifft, ist schuldig und gehalten, ohne den mindesten Verzug, und ohne daß es in diesen Fällen einer gerichtlichen Aufhebung und Feierlichkeit bedarf, selbst gleich hülfreiche Hand zu leisten, oder wenn solches von ihm allein nicht geschehen kann, sich der Hülfe anderer, aufs schleunigste herbeizurufender Menschen zu bedienen, und solchergestalt einen Erhängten sogleich loszuschneiden, und den Strick oder das Band vom Halse abzulösen, einen im Wasser Ertrunkenen sogleich herauszuziehen, einen auf öffentlichen Landstraßen, andern Wegen, oder in den Waldungen angetroffenen Erfrorenen unverweilt aufzuheben, und sodann in den nächsten Ort oder das nächste Haus zu schaffen.

§. 2. Sobald die erste Hülfe geleistet worden, ist der Vorfall der Obrigkeit des Orts von einer der gegenwärtigen Personen anzuzeigen, und mit Anwendung der vorgeschriebenen Rettungsmittel, ohne die Ankunft der Gerichtspersonen oder der des Ortes befindlichen Aerzte und Wundärzte zu erwarten, sofort der Anfang zu machen, damit nach den Vorschriften zu verfahren und zu versuchen, ob der Verunglückte wieder zum Leben zu bringen sein möchte.

§. 3. Eine jede Obrigkeit, welcher zuerst die Nachricht von solchergestalt verunglückten Personen hinterbracht wird, es mögen selbige unter deren oder einer andern Jurisdiction gefunden werden, muß, dafern es nicht inzwischen bereits geschehen, bei Vermeidung ernster Ahndung, die zur Aufhebung oder Abnehmung derselben, nicht minder zu Anwendung der erforderlichen Mittel, um dergleichen Verunglückte wieder zum Leben zu bringen, nöthige Veranstaltungen, alsobald ohne irgend einen Aufschub vorkehren, und daß hierunter nichts verabsäumt wird, genaue Acht haben und behörige Obsicht führen, und soll solches der Jurisdiction derjenigen Obrigkeit, wo der Körper gefunden und aufgehoben worden, zu keinem Nachtheil gereichen, vielweniger aber als ein Eingriff in die, einer andern Obrigkeit zustehende Gerichtsbarkeit angesehen, noch als ein Actus possessorius gegen selbige angeführt werden."

Auch werden folgende Bestimmungen des allgemeinen Landrechts Thl. II. Tit. 20. in Erinnerung gebracht: §. 782. Wer ohne eigene erhebliche Gefahr einen Menschen aus der Hand der Räuber oder Mörder, aus Wassers- oder Feuersnoth, oder aus einer andern drohenden Lebensgefahr retten könnte, und es unterläßt, soll, wenn der andere wirklich das Leben einbüßt, vierzehntägige Gefängnißstrafe leiden. §. 783. Ausserdem soll seine Lieblosigkeit und deren erfolgte Bestrafung zu seiner Beschämung und andern zur Warnung öffentlich bekannt gemacht werden. §. 784. Dagegen soll der Edelmuth desjenigen, welcher einem seiner Nebenmenschen das Leben gerettet hat, namentlich und öffentlich bekannt gemacht, auch sonst nach Befinden belohnt werden. §. 785. Wer einen Scheintodten trifft, muß bei Vermeidung der §. 782. angedrohten Strafe ihm schleunige Hülfe leisten, und hat dafür vom Staate Vergütung der Auslagen, und die in den Polizei-Gesetzen bestimmte Belohnung zu erwarten. §. 790. Es muß sobald als möglich ein Arzt oder Wundarzt herbeigeholt, der nächsten Obrigkeit Nachricht gegeben, und übrigens mit den Scheintodten nach nähern Vorschriften der Polizei-Gesetze verfahren werden. §. 791. Diejenige Obrigkeit, welcher diese Anzeige geschieht, muß, wenn sie auch nicht die gehörige ist, für die Rettung der Scheintodten ohne Zeitverlust sorgen. §. 792. Gerichtsobrigkeiten und Aerzte, welche die vorgeschriebene Hülfe vernachlässigen oder nicht anhaltend leisten, sollen zur Untersuchung gezogen werden, und ausser den Kosten der Untersuchung auch diejenigen tragen, welche sonst nach Vorschrift des §. 785. aus den öffentlichen Kassen bestritten werden müssen. §. 793. Ueber dieses soll ihr liebloses Betragen zu ihrer Beschämung öffentlich bekannt gemacht werden. — Uebrigens soll nach der gedachten Ministerial-Bestimmung derjenige, welcher einen für ertrunken, erfroren, erstickt oder erdrosselt geachteten Menschen zuerst zu retten sucht, und zur weitern Hülfsleistung unterbringt, im Fall das Leben desselben gerettet wird, neben der Erstattung der Auslagen, für seine Bemühungen eine Gratification von Fünf Thalern, im Fall des Mißlingens der Rettungsversuche, aber von 2 Thlr. 12 gGr.; die Chirurgen aber für ihre Mühwaltung zur Wiederbelebung des Verunglückten eine Remuneration und zwar im ersten Falle von Zehn Thalern, im zweiten von Fünf Thalern zu erwarten haben, welche im Falle des Unvermögens der Verunglückten oder ihres Nachlasses, und wo verfassungsmäßig die Verbindlichkeit dazu der Gemeinekasse nicht obliegt, und von derselben deshalb nicht Widersprüche erhoben werden, vorbehaltlich des Anspruchs an dieselbe, unverzüglich aus den Staatskassen bezahlt werden sollen.

Gleiche Bestimmungen wurden von allen übrigen Regierungen in den Amtsblättern bekannt gemacht.

2. Anweisung zur zweckmäßigen Behandlung und Rettung der Scheintodten oder durch plötzliche Zufälle verunglückter Personen, herausgegeben auf Veranlassung des Königlichen Ministerii der geistlichen, Unterrichts- und Medizinal-Angelegenheiten. Berlin 1820.

Das einzig sichre Zeichen, wodurch der wirkliche Tod sich vom Scheintode unterscheiden läßt, ist der Uebergang des Körpers in Fäulniß, die sich durch die grüne Farbe des Bauches zu erkennen giebt. Jeder anscheinend todte Mensch, bei dem dies Zeichen fehlt, und der nicht entweder so bedeutend verwundet ist, daß sich an seinem Tode nicht weiter zweifeln läßt, oder von Sachverständigen für wirklich todt erklärt worden ist, muß als Scheintodter betrachtet werden, und es ist Pflicht, seine Wiederbelebung nach Anleitung der folgenden Vorschriften ungesäumt zu versuchen.

Allgemeine Vorschriften.

§. 1. Vorbereitung für die Versuche zur Wiederbelebung.

1) Sobald ein Verunglückter entdeckt wird, muß ein Arzt oder Wundarzt gerufen werden, der theils das Rettungsgeschäft leitet und ergänzt, theils die nachherige Behandlung des Geretteten bestimmt. Bis zu seiner Ankunft wird nach den Vorschriften verfahren, die hier gegeben werden.

2) Alle zusammenpressende Kleidungsstücke, Halsbinden *), Schnürleiber ꝛc. müssen sogleich vorsichtig gelöset werden.

3) Ist es zur bessern Hülfsleistung nöthig, den Verunglückten zu transportiren, so muß dies mit der möglichsten Vorsicht geschehen, und es ist deshalb besser, daß er getragen, als daß er gefahren wird. Die Unterlage muß weich sein, und der Kopf und Oberleib höher liegen, als der übrige Körper **). Das Aufheben, so wie das Niederlassen oder Herabnehmen des Körpers muß sanft geschehen, und alles Ziehen und Schütteln vermieden werden.

4) Im Sommer und bei günstigem Wetter werden die Versuche unter freiem Himmel, bei unfreundlicher Witterung aber und im Winter in einem Zimmer angestellt. — Dieses muß geräumig, hell, mäßig warm, trokken und ohne Dunst seyn, es dürfen sich keine glühende Kohlen darin befinden, und damit immer frische Luft hereintreten kann, müssen ein paar Fenster offen bleiben, ohne daß jedoch Zugluft entsteht.

5) Fünf thätige Personen sind, wenn sie von gutem Willen beseelt, und sonst anstellig und geschickt sind, hinreichend, um alle erforderliche Hülfe zu leisten. Sind ihrer mehr, so sind sie einander nur im Wege, und es

*) Hosenträger, Rockbänder, Leibgürtel.

**) Der Transport geschehe auf einer Trage, einer Thüre oder einem Brette; man bereite, wo möglich, eine weiche Unterlage, mittelst einer Matratze, Stroh, Decken ꝛc.; auch decke man ihn zu.

entsteht ausserdem der Nachtheil, daß die Luft schneller verdorben wird, deshalb müssen auch alle müßige Zuschauer entfernt werden.

6) Der Tisch oder das Bette, worauf der Verunglückte gelegt werden soll, muß so stehen, daß man von allen Seiten bequem dazu kommen kann *).

7) Ist im Orte kein Rettungskasten, so müssen folgende Dinge aufs schleunigste besorgt werden: a) ein Blasebalg, den man erst rein ausbläset, damit weder Staub noch Asche darin bleibt; b) einige wollene Decken; c) mehrere wollene Tücher; d) eine Klystierspritze; e) warmes und kaltes Wasser; f) Wein, Brandwein, Hoffmannstropfen; g) guter Essig; h) Salmiakspiritus; i) gestoßener Senf; k) mehrere scharfe und weiche Bürsten; l) gewürzhafte Kräuter, als Chamillen, Fliederblumen, Pfeffermünz- oder Melissenkraut; m) eine Badewanne.

8) Während einige Personen diese Vorbereitungen übernehmen, beschäftigen sich andere mit dem Verunglückten. Dieser wird so schnell als möglich, doch vorsichtig, entkleidet; die Kleidungsstücke, die sich nicht leicht abziehen lassen, werden abgeschnitten, dann bringt man ihn ins Bett oder auf den Tisch, auf eine weiche Unterlage, legt die wollenen Decken über, und reinigt Mund und Nase von Schleim oder Unreinigkeiten mit einem Schwamme oder mit einem um den Finger gewickelten Läppchen **).

---

*) Ist kein Arzt oder Wundarzt an dem Orte, so rufe man zunächst den Todtenbesichtiger, die Todtenfrau, den Schullehrer oder Pfarrer.

**) Der obere Theil muß mehr aufrecht, gegen die rechte Seite hingeneigt, gelagert werden. Zur Reinigung der Nase dient auch eine Federschwinge. Man kann auch in das eine Nasenloch eine abgeschnittene Federspule stecken, oder das erste beste Röhrchen, drückt die Nase sanft um dieses an, hält den Mund fest zu, schließt beide Kinnladen genau an einander, zugleich aber auch das andere Nasenloch, und bläßt Luft durch das Röhrchen ein.

§. 2. Von den Mitteln zur Wiederbelebung, die bei allen, oder doch bei den meisten Scheintodten angewendet werden müssen.

Da das Leben ohne Athmen und Wärme durchaus nicht bestehen kann, und beides im Scheintode mangelt, so muß man es auf eine künstliche Weise zu ersetzen suchen. Das Geschäft der Wiederbelebung ist demnach dreifach: A. Ersetzung des natürlichen Athemholens. B. Erwärmung des Körpers. C. Anwendung solcher Mittel, die den verlöschenden Lebensfunken wieder anfachen.

A. Von der Ersetzung des natürlichen Athemholens oder dem Lufteinblasen.

Die einfachste Art, Luft in die Lungen einzublasen, besteht darin, daß ein Mensch von starker Brust seinen Mund auf den Mund des Verunglückten fest andrückt, die Nase desselben zuhält, und den Athem in kurzen Stößen ausbläset. Da aber jede ausgeathmete Luft warm und zum Theil schon verdorben ist, so ist es besser mit einem Blasebalge Luft einzublasen. Diesen bringt man, nachdem die Mündung des Rohrs mit einem weichen nassen Läppchen bedeckt ist, in das eine Nasenloch, und bläset die Luft langsam aus, während ein Gehülfe das andere Nasenloch und den Mund zuhält, und den Kehlkopf (Adamsapfel) mit Behutsamkeit etwas zurück, das heißt nach innen drückt, damit die Luft nicht, statt in die Luftröhre, durch den Schlund in den Magen tritt, und so nicht nur nicht nützlich, sondern nachtheilig wirkt. Hebt sich die Brust nicht, so ist Schleim oder sonst etwas hinten im Munde, was die Luft nicht durchläßt, und man muß einen kleinen Schwamm, den man an ein biegsames Stäbchen von Fischbein oder dergleichen befestigt, tief in den Mund hineinstecken, um das Hinderniß wegzuschaffen. — Hilft dies nicht, so ist anzunehmen, daß der Kehldeckel die Stimmritze fest verschließt, und man muß ihn dadurch zu lösen suchen, daß man die Zunge einigemale hervorzieht. Gelingt dies nicht, so ist das Lufteinblasen zu unterlassen, bis der Wundarzt ein Röhrchen durch die Stimmritze in die Luftröhre geschoben, oder den Luftröhrenschnitt gemacht hat. Hebt sich dagegen die Brust oder der Bauch etwas, so hört man auf Luft einzublasen, läßt Mund und Nase wieder frei, und befördert den Austritt der Luft durch sanftes Herunterstreichen der Brust und Hinaufdrücken des Unterleibes nach der Brust. Hierauf bläßt man wieder Luft ein, und fährt mit dem abwechselnden Einblasen und Ausströmenlassen der Luft auf die beschriebene Art so lange fort, als es nach §. 3. Nro. 6. nöthig ist. Die wirksamste Luft zur Wiederbelebung ist das Sauerstoffgas oder die Lebensluft, und sobald sie herbeizuschaffen ist, müssen mit ihr die Versuche angestellt werden.

B. Erwärmung des Körpers.

Die künstliche Wärme muß nur um etwas weniges stärker sein, als die Wärme des scheintodten Körpers (deshalb sind für den Erfrorenen schon Schnee und eiskaltes Wasser Erwärmungsmittel), und darf nur in dem Grade, wie der Körper warm wird, verstärkt werden. Die Erwärmung wird bewirkt durch erwärmte Betten, Wärmflaschen, erwärmte wollene Tücher, Kruken, Flaschen, Blasen, die mit heißem Wasser gefüllt sind, Bähungen von warmen Wasser mittelst wollener Tücher; heiße Backsteine *), in Tücher geschlagne heiße Asche **), halb durchgeschnittene frische, noch warme Brote, warme Fuß- und Handbäder, und, wo es nur geht, ganze Bäder ***), durch

*) Auf die Fußsohlen.

**) Oder heissen Sand.

***) Oder durch das Aschenbett, welches bereitet wird, indem man auf ein ausgebreitetes Tuch mäßig warme Asche oder Sand eine Hand hoch aufstreut, den vorher mit warmen Tüchern abgetrockneten nackten Körper darauf legt, und sodann denselben überall, das Gesicht ausgenommen, eine halbe Hand hoch, mit so erwärmtem Sande oder Asche be-

Auflegen frisch geschlachteter Thiere, und dadurch, daß zwei gesunde, starke und junge Menschen den Verunglückten im Bette zwischen sich nehmen. Alle Theile des Körpers müssen erwärmt werden, besonders aber die Herzgrube, die Geschlechtstheile und das Rückgrat. Die Erwärmung der Herzgrube geschicht am besten durch warme Tücher, eine Blase mit warmen Wasser, oder durch ein halb durchgeschnittenes warmes Brot, weil dies nicht zu sehr drückt; die der Geschlechtstheile durch heiße Kruken, die man zwischen die Schenkel legt, durch Blasen mit warmen Wasser angefüllt und durch warme Tücher *).

C. Mittel, die den verlöschenden Lebensfunken wieder anfachen **).

Nro. I. Das Reiben. Es muß sanft und nie so stark geschehen, daß die Haut davon wund wird. Man nimmt dazu ***) weiche wollene Tücher und weiche Bürsten, die man selbst in Oel taucht, wenn sie nicht weich genug sind †). Die Stellen, welche gerieben werden müssen, sind die Herzgrube, das Rückgrat, die Arme und Beine.

Nro. II. Electricität ††). Wenn ihre Anwendung

---

deckt; um den Hals binde man einen damit angefüllten Strumpf, auf den Kopf setze man eine damit angefüllte Mütze.

*) So wie ein Erwärmungsmittel erkaltet, muß es mit einem andern ersetzt und die Erwärmung so lange fortgesetzt werden, bis der Verunglückte sich völlig erholt hat, oder die Versuche eingestellt werden.

**) Während des Lufteinblasens und der Erwärmung des Scheintodten sind auch folgende Reizmittel anzuwenden.

***) Erwärmte.

†) Oder Galvanismus, wenn ein Apparat vorhanden ist.

††) Auch Thierfelle, Wolle, Flachs und Stroh, im Nothfalle die bloße Hand, und besprenge das Reibzeug mit erwärmtem Branntwein, Wein oder Essig, rüttle gelinde von Zeit zu Zeit den Körper und klopfe mit der flachen Hand auf den Rücken. Anfangs reibe man gelinde von den Gliedern aufwärts nach dem Körper zu, dann immer stärker bis die Haut geröthet wird.

möglich ist, darf sie nicht versäumt werden. Die Schläge müssen das Herz treffen, und werden mit der Leidner Flasche gegeben.

Nro. III. Klystiere von Essig und Chamillen. Die Wärme der einzuspritzenden Flüssigkeit richtet sich nach dem Wärmegrade des Körpers; sie muß also im Anfange nur laulich, so wie der Körper aber wärmer wird, ebenfalls stärker sein *).

Nro. IV. Einspritzungen in den Magen von Wein oder Branntwein, und später von Glühwein oder von einem Gemisch von warmen Wasser und etwas Branntwein. Das Einspritzen geschieht durch ein biegsames Röhrchen, welches durch den Mund, und bei geschlossenen Kinnladen durch die Nase, tief in den Schlund geleitet wird. Die Menge und Stärke der geistigen Flüssigkeiten darf nicht zu groß sein, und richtet sich hauptsächlich darnach, ob der Scheintodte an geistige Getränke gewöhnt ist.

Nro. V. Bürsten der Fußsohlen und Handflächen mit scharfen Bürsten **).

Nro. VI. Das Tropfbad und Spritzbad von eiskaltem Wasser. Das Tropfbad besteht darin, daß man von einer Höhe von 5 und mehr Fuß Wasser (allenfalls aus einer Theekanne), tropfenweise auf Kopf, Nacken, Rückgrat, Gesicht, Herzgrube und Geschlechtstheile fallen läßt. Das Spritzbad macht man mit einer Hand- oder Klystierspritze, daß Wasser auf die genannten Stellen spritzt ***).

*) Sie werden bereitet, indem man in $\frac{1}{3}$ Quart Chamillenthee ein gutes halbes Loth Salz oder 1 bis 2 Loth Seife auflöset oder $\frac{1}{12}$ Quart Essig hinzuthut.

**) Oder Reiben mit rauhem Flanell.

***) Die Wahrscheinlichkeit, daß noch nicht alle Lebenskraft bei dem Scheintodten erloschen sei, ist um so größer, je mehr noch Wärme und Röthe, Biegsamkeit der Glieder, Weichheit der Haut, Spannung einiger Muskeln vorhanden sind und je kürzer der Zustand des Scheintodes gedauert hat. Diese Wahrscheinlichkeit wird noch größer, wenn man

Nro. VII. Kalte Kopfbegießungen, während der Verunglückte im warmen Bade sitzt. Das Verfahren ist, daß sich Jemand auf einen Tisch neben der Badewanne stellt, und 5 und mehr Eimer Wasser hinter einander auf den Kopf des Scheintodten gießt, wobei die Vermischung des kalten Wassers mit dem warmen durch ein über die Badewanne gebreitetes Tuch verhindert wird *).

Nro. VIII. Kalte Umschläge auf den Kopf. Man legt doppelt und vierfach zusammengeschlagene leinene Tücher, die man in kaltes Wasser getaucht hat, auf den Kopf, und erneuert sie, sobald sie etwas warm werden.

Nro. IX. Peitschen mit Brennesseln.

Nro. X. Niesemittel, Schnupftabak, Zwiebelsaft, Meerrettigsaft, Salmiakspiritus in oder vor die Nase gebracht.

Nro. XI. Kitzeln des Schlundes mit einer Feder, besonders wenn sie mit Salmiakspiritus **) befeuchtet ist.

Nro. XII. Einwickeln der Füße in Senfteig.

Nro. XIII. Tröpfeln von Siegellack oder Pech auf die Haut, Brennen mit dem glühenden Eisen ***).

Nro. XIV. Stechen mit Nadeln unter die Nägel.

---

beim Oeffnen der Augen eine Zusammenziehung der Augensterne, eine Bewegung des Herzens, Zittern, Bewegung der Kinnlade und des Mundes wahrnimmt. Sie geht in Gewißheit über, wenn man eine zunehmende Röthe der Lippen und des Gesichts, krampfhafte Bewegungen der Muskeln, Seufzer, Athmen, Niesen und Erbrechen bemerkt. Jedes einzelne dieser Zeichen muß aufmerksam machen, und je mehr ihrer zusammentreffen, desto größer ist die Hoffnung zur Wiederbelebung; da diese Zeichen sich zuweilen auf eine unmerkliche Art äußern, so ist, um sie zu erkennen, eine sorgfältige Beobachtung des Scheintodten erforderlich.

*) Oder das erkaltete Bad wird durch neu hinzugegossenes warmes Wasser wieder erwärmt.

**) Oder auch Essig- und Schwefeläther.

***) Als Blasen ziehende Mittel dienen auch wollene Tücher in kochendes Wasser getaucht und auf die Haut gelegt, statt Pech heisses Oel, Auflegen von Spanischem Fliegenpflaster.

Nro. XV. Tropfbad von kochendem Wasser auf die Brust.

Nro. XVI. Aufsetzen grosser Schröpfköpfe auf Brust und Bauch *).

§. 3. Allgemeine Vorschrift und Ordnung in der Anwendung dieser Mittel.

1) Die Anwendung der Mittel muß mit Ruhe und ohne Uebereilung geschehen, auch so lange fortgesetzt werden, bis sich Spuren des Lebens äußern, oder die vollständige Ueberzeugung erlangt ist, daß keine Hülfsleistung mehr die Wiederbelebung bewirken kann.

2) Ein zu stürmisches Verfahren ist schädlicher als ein zu langsames.

3) Wenn alle Gehülfen vorhanden sind, so vertheilen sie die einzelnen Hülfsleistungen unter sich dergestalt, daß zwei das Reiben, zwei das Lufteinblasen übernehmen, und der fünfte die sonst nöthige Hülfe leistet **).

4) Das erste Geschäft muß sein, Luft einzublasen; erst wenn die Lungen dadurch erweitert sind, fängt man die Erwärmung und stufenweise auch das Reiben an. Aeußern sich hierauf Lebenszeichen, so ist der Zeitpunkt vorhanden, wo man nach einander, wenn eins nicht schon hinreichend wirkt, Klystiere, Einspritzungen in den Magen, Electricität, Niesemittel, Tropfbad, Spritzbad, kalte Begießungen und Umschläge auf den Kopf, Bürsten der Fußsohlen und Kitzeln des Schlundes anwenden muß. Dieselben Mittel versucht man auch, wenn die ersten gelindern Belebungsversuche eine halbe oder ganze Stunde ohne Erfolg geblieben sind. Wird das Leben dadurch

*) Man versuche auf Gesicht und Gehör einzuwirken, indem man dem Scheintodten in die Ohren ruft, ihm plötzlich ein brennendes Licht vor die Augen hält und mit dem Finger die Augenlieder öffnet.

**) und das Ganze leitet.

noch nicht erweckt, so nimmt man seine Zuflucht zu Nr. IX. XIII. XIV. XV. XVI. ad C. des §. 2.

Anmerkung. Hier sowohl, als bei den folgenden Vorschriften, ist durch die Folge der allegirten Nr. auch die Ordnung bestimmt, in der die verschiedenen Arten der Belebungsversuche auf einander folgen müssen.

5) Der Scheintodte darf nicht anhaltend und ohne Noth entblößt werden.

6) Das Lufteinblasen wird so lange fortgesetzt, bis das natürliche Athemholen sich wieder einfindet, welches man demnächst nur, wenn es zu schwer vor sich geht, durch Lufteinblasen von Zeit zu Zeit befördert.

7) Die Erwärmung wird so lange fortgesetzt, bis der Verunglückte sich völlig erholt hat. Hat man ihn in ein Bad gebracht, so muß man ihn durch vorgehaltene Tücher vor dem Einathmen der Wasserdämpfe schützen.

8) Nach dem Tropfbade und den andern Bädern muß er sogleich mit warmen Tüchern abgetrocknet *) werden.

9) Die Klystiere werden alle halbe oder auch Viertelstunden wiederholt.

10) Ehe der Wiederbelebte nicht schlucken kann, darf man ihm nichts einflößen. Hat er sich aber so weit erholt, daß er zu schlucken anfängt, so giebt man ihm eine Tasse warmen Flieder-, Chamillen- oder Melissenthee mit zwanzig Tropfen Hoffmanns-Liquor oder einen Löffel Wein oder Essig.

11) Stellen sich mehrere Lebenszeichen ein, so darf man die Versuche nicht einstellen, sie aber auch nicht eilfertiger betreiben, und nur wie die Lebenszeichen stärker werden, läßt man damit allmählig nach, bis sie gar nicht mehr nöthig sind.

*) und gerieben.

12) Wenn vier bis sechs Stunden lang alle Versuche ohne Erfolg gewesen sind, so kann man sie vor der Hand aussetzen, und von dem immittelst herbeigeholten Arzte die Bestimmung erwarten, ob sie wieder anzufangen sind.

13) Sind die Belebungsversuche ohne Erfolg angewendet worden, so läßt man den Verunglückten noch vier- und zwanzig Stunden warm zugedeckt im Bette liegen *), oder bedeckt ihn mit warmer Asche **) oder Pferdemist, um von Zeit zu Zeit noch einzelne Rettungsversuche anzustellen.

14) Sind dagegen die Belebungsversuche gelungen, und fühlt der Gerettete Neigung zum Schlaf, so überläßt man ihn der ungestörten Ruhe, läßt aber jemand bei ihm, der auf die etwa eintretenden nachtheiligen Veränderungen seines Zustandes aufmerksam ist.

Specielle Vorschrift für die Behandlung nach der besondern Art der Unglücksfälle.

I. Ertrunkene.

1) Das Verfahren den Ertrunkenen auf den Kopf zu stellen oder über ein Faß zu rollen, um das verschluckte Wasser herauszuschaffen, ist unnütz, weil nicht das verschluckte Wasser die Ursache des Scheintodes ist, sondern der Mangel an Luft, und nachtheilig, weil das Verfahren zu gewaltsam ist, und keine Art des Scheintodes eine so zarte und vorsichtige Behandlung fordert, als diese ***).

2) Ob ein Aderlaß nöthig ist, wird der Wundarzt aus dem aufgetriebenen, braunrothen Gesichte abnehmen; indeß sind dies die seltneren Fälle. —

*) Im Winter in einer mäßig geheitzten Stube.

**) oder heißem Streusand.

***) Je früher der Ertrunkene aus dem Wasser gezogen wird, um so eher ist er zu retten. Sind die Ufer trocken und sandig, und scheint die Sonne, so eignet sich das wärmste Plätzchen im warmen Sande dazu, sofort die Wiederbelebungsversuche anzustellen.

3) Die Behandlung geschieht in der Ordnung, wie sie §. III. 4. angegeben ist *).

4) Ist der Ertrunkene zugleich erfroren, so wird er zuerst als Erfrorner behandelt.

II. Erfrorne.

1) Da die vom Frost erstarrten Glieder leicht brechen, so muß man beim Handhaben des Körpers sehr vorsichtig sein. **).

2) Nachdem man den Körper des Erfrornen zur Behandlung vorbereitet hat, bedeckt man ihn überall einen halben Fuß hoch mit Schnee, und läßt bloß Mund und Nase frei. So wie der Schnee an einer Stelle schmilzt, legt man gleich wieder frischen auf. Fehlt es an Schnee, so hilft man sich mit Tüchern, die man in kaltes Wasser, welches man durch gestoßenes Eis noch kälter macht, taucht; oder man legt den Körper ganz in kaltes Wasser.

3) Ist er nun aufgethaut, sind die Glieder biegsam, und beweglich, so bläset man ihm Luft ein ***), und reibt ihn mit Schnee- oder Tüchern, die in kaltes Wasser getaucht sind.

4) Wird er warm, oder zeigen sich Lebenszeichen, so trocknet man ihn ab, und legt ihn in einem ungeheitzten Zimmer in ein mäßig erwärmtes Bett. Nun bläßt man wiederum Luft ein, giebt ein lauwarmes Klystier, und wen-

*) Nur ist das Lufteinblasen bei Ertrunkenen, deren Kehldeckel immer niedergedrückt ist, unnütz, oder wohl gar gefährlich, wenn man die Kehlklappe nicht zuvor mittelst der Zunge aufzieht. Im äußersten Nothfalle schafft noch der Luftröhrenschnitt Hülfe. Nach vier- bis sechsstündiger fruchtloser Arbeit suche man den Körper noch einige Stunden in einem warmen trocknen Sand- oder Aschenbade zu erwärmen.

**) Auch darf kein Erfrorner sogleich in eine warme Stube an einen warmen Ofen oder ans Feuer, sondern er muß an einen kalten Ort gebracht werden, wo keine Zugluft ist.

***) Nach aufgezogenem Kehldeckel.

wendet Fuß- und Handbäder an, die ebenfalls nur lauwarm sein müssen.

5) Hat der Verunglückte sich so weit erholt, daß er schlucken kann, so giebt man ihm eine Tasse Thee mit Essig. Der Thee darf aber nicht sehr warm sein, weil sonst leicht Brandblasen im Munde entstehen.

6) Sehr leicht zeigen sich überhaupt hinterher Entzündungszufälle, deren Behandlung dem Arzte überlassen bleibt.

7) Wenn nach dem Aufthauen die Erscheinungen des Lebens nicht bald eintreten, so wendet man an Nr. IV. V. VI. II. X. XI. Hat man diese ohngefähr eine Stunde vergebens angewandt, so geht man über zu Nr. IX. XIII. XIV. XV. XVI. *)

Anmerkung. Wer gezwungen ist, sich lange in der Kälte aufzuhalten, schützt sich am besten vor dem Erfrieren des Gesichts, der Hände und Füße, wenn er diese Theile mit Fett, besonders mit Gänsefett bestreicht **).

III. Erwürgt und Erhängte.

1) Vor allem muß die Lösung des Bandes um den Hals sogleich vorgenommen werden.

*) Sind einzelne Theile, Nase, Ohren, Hände u. dgl. ganz erfroren, so daß sie hart sind, so thaue man sie zuvor mit Schnee oder Umschlägen von kaltem Wasser auf; sind sie aufgethauet, oder auch nicht bis zur Hälfte erfroren, so reibe man sie mit Schnee, mit Tüchern in kaltes Wasser getaucht und gehe nach und nach zu trocknen und gelind erwärmten Reibzeugen über.

**) Um bei heftiger Frostkälte der Gefahr des Erfrierens zu entgehen, halte man sich stets in starker Bewegung, auch bei der dringendsten Schläfrigkeit, um nicht in einen sanften ewigen Schlaf zu versinken, vermeide Branntwein und dergleichen hitzige Getränke, genieße kräftige Speisen, warme Suppen, Warmbier ꝛc.

2) Beim Abschneiden und Herabnehmen muß man ganz besonders dafür sorgen, daß der Körper nicht fällt.

3) Ist die That eben geschehen, so bewirkt man die Rückkehr des Lebens oft bloß durch Besprengung des Gesichts mit kaltem Wasser, durch Zufächeln kalter Luft, durch kalte Umschläge auf den Kopf und Bürsten der Fußsohlen. —

4) Hilft dies nicht, oder wird der Körper erst, nachdem er schon kalt geworden ist, angetroffen, so muß man aus der innern Halsblutader oder wenn dies nicht möglich ist, aus einer andern Ader ein halbes bis ein Pfund Blut lassen, und das Fließen desselben durch warmes Wasser befördern *). Kommt kein Blut, so muß man dennoch die Ader verbinden, damit nachher bei wieder erwachtem Leben keine Verblutung entsteht. Nur wenn der Scheintodte sehr schwach, alt und abgelebt ist, muß die Aderöffnung unterbleiben, und durch sechs bis zwölf Blutigel oder blutige Schröpfköpfe auf die Stirn, hinter die Ohren und im Nacken ersetzt werden.

5) Hierauf bläset man Luft ein, und fängt die Erwärmung und das Reiben an. Damit verbindet man warme Fuß- und Handbäder, Peitschen mit Brennesseln, Einwickeln der Füße in Senfteige und Klystiere. Dann Nr. IV. V. VI. VII. XI. XIII. XIV. XV. XVI.

6) Kömmt der Scheintodte wieder zu sich, so giebt man ihm eine Tasse Thee mit Essig, Wein oder zwanzig Tropfen Hoffmanns-Liquor.

7) Wird er schwindlich und betäubt, so macht man kalte Umschläge auf den Kopf.

IV. Erstickte.

Der Tod des Erstickens erfolgt durch zu langen Aufenthalt in Behältnissen, wo die Luft verdorben ist, z. B.

---

*) Ist das Gesicht roth und aufgetrieben, stehen die Augen hervor, so erweisen sich die Aderlässe besonders nützlich.

durch Kohlendunst *), frische Oelfarbe, frischen Anstrich mit Kalk, Ausdünstungen von Blumen, Früchten, Wurzeln, frischem Heu und Hopfen in lange verschlossen gewesenen Zimmern, in Kellern wo Bier oder Most gährt, in Gruben, wo Pflanzen oder thierische Theile faulen, in Kloacken, in tiefen Brunnen und Schachten.

1) So lange noch ein Licht in dergleichen Behältnissen verlöscht, ist es gefährlich, sich hinein zu wagen.

2) Ehe sich daher Jemand in ein solches Behältniß begiebt, um einen auf diese Art Verunglückten aus dem gefährlichen Orte wegzuschaffen, muß die Luft in demselben erst dadurch gereinigt werden, daß man Wasser, besonders Kalkwasser in Menge hinein schüttet, brennende Strohwische hineinwirft, und Schießpulver darin abbrennt.

3) Der Retter muß einen mit Essig oder verdünntem Salmiakgeist angefeuchteten Schwamm in den Mund nehmen, und nach Beschaffenheit des Behältnisses, in das er sich begeben will, sich einen starken Strick um den Leib binden, auch einen andern an der Hand befestigen, um das Zeichen geben zu können, wenn er herausgezogen sein will.

4) Ist der Verunglückte in die für die Rettungsversuche passende Lage gebracht, so treibt man erst die schädliche Luft aus den Lungen, indem man die Brust abwärts und den Bauch aufwärts drückt.

5) Hierauf übergießt man ihn einigemale mit kaltem Wasser, reibt Gesicht und Brust wiederholt mit kaltem Essig, läßt ihm zur Ader, wenn das Gesicht sehr aufgetrieben und braun ist, und die Adern vom Blute strotzen, wendet nach einander Nr. VI. VII. VIII. III. IV. V. IX. und XI. an, und bläset mit einem Blasebalg Luft ein **).

*) Sowohl von Holz als von Steinkohlen und Torf.

**) Bei denen, die im Kohlendampfe sich befunden haben, suche man Erbrechen zu erregen. Sind giftige Dämpfe die Veranlassung der Erstickungsgefahr gewesen, so wende man nach der Wiederbelebung diejenigen Mittel an, die bei Behandlung der Vergifteten angeführt werden.

6) Stellen sich Lebensäußerungen ein, so wird er abgetrocknet und erwärmt, von Zeit zu Zeit aber noch im Gesicht mit kaltem Wasser oder Essig bespritzt.

7) Hat er sich noch mehr erholt, so giebt man Fliederthee mit Essig *), oder einige Löffel guten Wein oder Glühwein. Haben diese Versuche nichts gefruchtet, so geht man über zu Nr. XIII. XIV. XV. XVI.

V. Vom Blitz Erschlagene.

1) Man bringt den vom Blitz leblos gewordenen sogleich in die frische Luft **), und bereitet ihn zu den Versuchen vor.

2) Dann spritzt man ihm kaltes Wasser ins Gesicht, wendet Nr. VII. II. IV. X. XI. und kalte Klystiere an, und reibt ihm Brust, Gesicht und Schläfe mit Branntwein.

3) Kommt er zu sich, so giebt man ihm Wein oder Hoffmannstropfen mit Wasser.

4) Kehrt hiernach das Leben nicht zurück, und hat man dem Unglücklichen nicht gleich, nachdem ihn der Blitz traf, zu Hülfe kommen können, so bläset man Luft ein, und fängt das Reiben an. Hilft dies nicht bald, so bringt man ihn in ein Erdbad, in dem man den ganzen Körper, mit Ausnahme des höher zu legenden Kopfes, einen bis ein und einen halben Fuß hoch mit lockerer Erde bedeckt ***).

VI. Nach einem Falle Leblosscheinende.

Man legt sie mit etwas aufgerichtetem Kopf und Oberleibe auf ein weiches Lager, besprengt das Gesicht mit kaltem Wasser, wendet das Tropfbad auf den Kopf

*) oder auch Zitronensaft.

**) Entkleidet ihn.

***) Nachdem er ein bis zwei Stunden so gelegen hat, so mache man neue Wiederbelebungsversuche, wie bei dem Scheintodte im Allgemeinen angegeben ist.

an, *) und giebt ein Klystier. Die weitere Behandlung muß der Arzt bestimmen.

VII. Scheintodt geborne Kinder. **)

a. Sieht das Kind blaß und schwächlich aus, so behandelt man es auf folgende Art:

1) zuerst reinigt man Mund und Nase von Schleim, indem man mit dem Finger, um welchen man ein kleines Leinwandläppchen gewickelt hat, tief in den Mund und Hals greift, und mit dem Bart einer Feder die die Nase auswischt.

2) Dann bringt man das Kind, das man in solchen Fällen nicht von der Nachgeburt trennen muß, zumal wenn diese ebenfalls schon geboren ist, mit ihr zugleich in ein warmes, mit Wein oder etwas Branntwein versetztes Bad, so daß es, das Gesicht ausgenommen, ganz im Wasser liegt; bläset, zuerst ohne die Nase zuzuhalten, Luft ein, um allen Schleim vollends wegzuschaffen, und erst, wenn kein Schleim mehr herauskommt, drückt man sie beim fernern Lufteinblasen zu.

3) Das Lufteinblasen muß in kleinen Absätzen ***) geschehen, und nach jedesmaligem Einblasen muß man die Brust gelinde zusammen drücken. So wie das Kind anfängt zu athmen, muß man es durch vorgelegte Tücher vor dem Einathmen der Wasserdünste schützen.

4) Kommt es noch nicht zu sich, so reibt man Kopf, Brust und Rücken mit der flachen Hand, giebt ihm mit

---

*) oder mache kalte Umschläge von Eis auf den Kopf, oder auch, indem man doppelt oder vierfach zusammengelegte leinene Tücher in kaltes Wasser taucht, und dieselben, wenn sie warm werden, jedesmal erneuert, gebe Riechmittel, laue Klystiere.

**) Die Behandlung eines scheintodten Kindes richtet sich nach den Ursachen des Scheintodes, die das Aussehen des Kindes unterscheiden lehrt.

***) und nicht zu stark.

der Hand gelinde Schläge vor den Hintern, nimmt es von Zeit zu Zeit aus dem Bade, und bewegt es, indem man es auf den Armen schaukelt, in der Luft hin und her.

5) Zugleich bespritzt man Gesicht und Brust mit Wasser, läßt Wasser mit etwas Branntwein vermischt von 2 und mehr Fuß Höhe tropfenweise auf Brust und Herzgrube fallen, und giebt ein Klystier von Wasser mit Seife, Wein oder wenig Branntwein.

6) Hilft dies noch nicht, so bringt man einige Tropfen Wein oder Hoffmanns-Liquor auf die Zunge und Lippen des Kindes, hält eine zerschnittene Zwiebel, Meerrettig, oder die mit Salmiakgeist bestrichene Hand ihm vor die Nase, und reibt den Körper etwas stärker mit Tüchern, die mit Wein, Branntwein, oder Salmiakgeist befeuchtet sind.

b. Sieht das Kind dunkelroth oder blau aus, so verfährt man auf folgende Art:

1) Man durchschneidet die Nabelschnur, läßt 1 bis 2 Eßlöffel voll Blut ausfließen, bringt es in warme Tücher gewickelt vorsichtig in frische Luft, die aber nicht zu kalt sein darf, und bespritzt Kopf und Brust mit kaltem Wasser.

2) Kommt das Kind hierdurch nicht zu sich, so verfährt man, wie vorher bei a. angegeben ist. *)

VIII. Erdrückte Kinder.

Man entkleidet sie sogleich, wickelt sie in warme Tücher, bringt sie in frische Luft, und verfährt mit ihnen wie vorher unter VII. b. gelehrt ist.

IX. Scheintodte Betrunkene.

Man sucht sie erst durch Bespritzen und Begießen mit kaltem Wasser zu sich zu bringen, und flößt ihnen

*) Ist das scheintodte Kind in das Leben zurückgerufen, so flöße man ihm etwas Fenchel oder Kamillenthee ein.

dann so lange lauwarmes Wasser ein, bis sie sich erbrechen *). Dann giebt man ihnen abwechselnd Essig und schwarzen Kaffee.

X. Von wüthenden Thieren Gebissene.

1) Man muß das Thier nicht gleich tödten, sondern wenn es möglich ist, und ohne Gefahr geschehen kann, es einfangen, um sich zu überzeugen, ob es wirklich toll ist, oder nicht.

2) Das Bluten der Wunde darf nicht gestillt, sondern muß durch warmes Wasser befördert werden.

3) Die Wunde muß ausgeschnitten, mit Schießpulver oder einem glühenden Eisen ausgebrannt, und sehr lange in Eiterung gehalten werden.

4) Die fernere Behandlung muß dem Arzte übertragen werden.

XI. Epileptische.

Man legt sie so, daß sie sich bei ihren Krämpfen keinen Schaden thun **), und entfernt alle Kinder und junge Weiber aus ihrer Nähe.

Das Aufbrechen der Daumen ist eine unnöthige und unzweckmäßige Bemühung, denn sie gehen und bleiben nicht eher offen und los, als bis der Anfall zu Ende ist.

XII. Vergiftete.

1) Durch scharfe Gifte, als: Arsenik (Fliegenstein) Grünspan, Sublimat.

Man giebt zuerst viel laues Wasser, bis starkes Erbrechen erfolgt ist, dann läßt man Oel, Milch, Seifen-

---

*) und befördere dieses durch Kitzeln des Schlundes.

**) Man wasche das Gesicht und die Schläfe mit Wein, Branntwein oder Essig, brenne eine Feder an, und halte solche unter die Nase.

wasser, Eiweiß, Haferschleim trinken und ruft aufs schnellste einen Arzt herbei.

2) Durch betäubende Gifte, wie Bilsenkraut, Schierling, Wolfskirschen (Belladonna), Opium, Schwämme, Pilze rc.

Zuerst sucht man wie im vorigen Falle Erbrechen zu erregen, dann giebt man abwechselnd und oft schwarzen Kaffee und Essig, sowohl durch den Mund, als vermittelst Klystiere, und hält sich auch hier an den Rath des Arztes.

3) Durch Säuren, Scheidewasser, Vitriolöl, Salzsäure rc.

Man läßt sogleich viel Wasser trinken, und hierauf Seifenwasser oder Kreide in Wasser zertheilt, so oft als möglich nehmen, und erwartet die fernere Hülfe vom Arzte.

Soweit die Anweisung auf Veranlassung des Königlich Preußischen Ministeriums für die Medicinal-Angelegenheiten.

8. Hülfsleistungen in plötzlichen Krankheits- und andern gefährlichen Zufällen.

Ohnmacht.

Die Ohnmacht ist meistens ein gefahrloser, aber doch sehr beunruhigender Nervenzufall. Empfindliche Personen und Nervenkranke, besonders Vollblütige, sind derselben am gewöhnlichsten unterworfen. Bei einem leichtern Anfalle verlieren sie die Sprache, werden schwindlich, sinken um, holen schwer Athem und scheinen an ihren Gliedern wie gelähmt zu sein. Bei einem höheren Grade der Ohnmacht verliert der Kranke das Bewußtsein, der Puls und das Athemholen ist kaum zu bemerken, er ist kalt und scheint wirklich todt zu sein. Gewöhnliche Ursachen sind: Erhitzungen und Erkältungen, die Kräfte übersteigende Anstrengungen, langes Fasten und Nüchternheit, so wie zu starke Ueberfüllung des Magens, heftige Schmerzen, starker Blutverlust, Sturz auf den Hinterkopf. — Man bringe den Ohnmächtigen so bald als möglich in die freie Luft, löse seine Binden und fest anliegenden Kleidungsstücke, besprenge sein Gesicht mit kaltem Wasser, reibe Stirn, Schläfe, Brust und Hände mit starkem Weinessig oder Wein, halte ihm dergleichen oder irgend ein stark riechendes Wasser oder Riechsalz unter die Nase; auch kann man ihm Arme, Beine, Fußsohlen mit wollenen Tüchern und Bürsten reiben. Man flöße ihm einige Theelöffel voll Wein ein.

Schlagfluß.

Der Schlagfluß befällt besonders dicke, vollblütige Personen, die in den höhern Jahren sind, gut essen und trinken und sich wenig Bewegung machen. Der Apoplektische liegt wie in einem tiefen Schlafe, athmet schwer auf, röchelt, schnarcht und sein Puls schlägt fort. Beim sogenannten Blutschlage ist das Angesicht gedunsen, hoch kirschroth und strotzt gleichsam vom Blute; beim Nervenschlage dagegen, der alte, oder schwache, erschöpfte Menschen befällt, ist das Angesicht bleich, verfallen, das wahre Abbild des Todes.

Man öffne sogleich Fenster und Thüren, entblöße Kopf und Hals, löse die engen Kleidungsstücke, und lagere den Kranken so, daß Kopf und Brust mehr hoch liegen; wasche seinen ganzen Kopf mit kaltem Wasser, und bedecke die Fußsohlen mit erwärmten Tüchern oder stelle eine Wärmflasche darunter und kitzle die innere Nase und den Gaumen mit einer Federschwinge, um Erbrechen zu erregen. Beim Blutschlage lasse man bald eine Ader am Arme öffnen, und vermeide alle heftigen Reizmittel, die dagegen beim Nervenschlage wohl angewendet sind, z. B. Riechmittel, Waschen und Reiben der Hände, Füße und Herzgrube mit Branntwein oder erwärmtem Wein und geschärfte Senfpflaster auf Waden und Fußsohlen. In beiden Fällen sorge man für schleunige ärztliche Hülfe.

Behandlung bei Erstickungsgefahr durch verschluckte Sachen.

Bleibt irgend ein Körper, Glas oder Nadeln, Knochen, Fischgräten, Münzen ꝛc., vermöge seiner Größe und Dicke, oder wegen seiner Spitzen in dem Schlunde oder der Speiseröhre stecken, so versuche man mit dem Finger oder mit einer eingeölten kleinen Zange ihn herausziehen.

Gelingt dieses nicht und sind es unschädliche Dinge, z. B. Stücke von Speisen, Schwamm, Leder und dergleichen, so suche man sie in den Magen hinabzustoßen. Man lasse deshalb Oel, oder etwas schleimiges, jedoch nicht bei verschlucktem Schwamm, trinken, nehme den Finger oder ein dünnes Wachslicht, was man durch Erwärmung biegsam gemacht hat, ein Fischbein- oder sonstiges biegsames Stäbchen, an dessen Ende ein wohl befestigter Knopf von Schwamm oder Leinwand ist, und bringe es ganz mit Oel bestrichen behutsam in den Schlund, bis an den steckengebliebenen Körper, und suche vorsichtig ohne große Gewalt denselben hinunterzustoßen. Sind es dem Magen schädliche oder spitzige Körper, z. B. Glas, Nadeln, Knochenspitzen, Gräten u. s. w., deren Herausziehn nicht gelingt, so gebe man wiederholt ölige und schleimige Getränke, klopfe den Kranken zwischen die Schulterblätter, bewege ihn stark, lasse ihn lachen und niesen; bei unschädlichen Dingen lasse man kleine ganze Brodbissen niederschlucken, und etwas nachtrinken.

Wenn Kinder ꝛc. in einem Anfall von Stickhusten ꝛc. verschieden zu sein scheinen, so verfahre man mit ihnen, wie mit scheintodt Neugebornen. s. oben.

Dergleichen Erstickungszufälle, wohin auch der in der Luftröhre angehäufte Schleim gehört, fordern schnelle Kunsthülfe, wenn eigene Naturanstrengungen, oder das Klopfen auf den Rücken und das Niederschlucken kleiner Brotbissen nicht ausreichen sollten. Es muß daher der Sicherheit wegen immer ein Arzt oder Wundarzt so bald als möglich herbeigerufen werden.

Behandlung bei Verbrennungen.

Bei Verbrennungen aller Art, sowohl an einzelnen Theilen, als auch am ganzen Körper, ist das kalte Wasser eins der vorzüglichsten Mittel. Man mache daher sogleich Umschläge von kaltem Wasser auf den verbrannten Theil, oder wickele, wenn der ganze Körper verbrannt ist, denselben in Tücher, die in kaltes Wasser getaucht sind, oder gebe ein kaltes Bad. So lange der Schmerz bei dem Warmwerden der Umschläge und Tücher anhält, müssen diese immer durch kalte erneuert werden. Haben sich Brandschorfe gebildet, so lege man Läppchen, mit Fett bestrichen oder in Oel getaucht, auf dieselben, und mache ebenfalls kalte Umschläge. Die Brandblasen steche man erst den folgenden Tag auf, ohne jedoch die Haut abzulösen, und fahre, wenn der Schmerz anhält, mit den kalten Umschlägen fort. Durch solche Unfälle leblos scheinende werden wie Erstickte behandelt.

Behandlung heftiger Blutungen.

Ist eine Blutung, sie mag durch Verwundung, oder aus einer innern Ursache entstanden sein, so heftig, daß Gesicht und Lippen blaß werden, Schwindel, Betäubung, Ohrenklingen, Zittern, Uebelkeit und Ohnmacht erfolgen, so muß sie sogleich gestillt werden. Man bringe den Blutenden in ein kühles luftiges Zimmer, und lege ihn auf ein ebenes wagerechtes Lager, so daß das Blut nicht so leicht nach dem blutenden Theile fließen kann, weshalb dieser am erhabensten liegen muß. Man decke ihn nicht warm zu, und gebe ihm sogleich eine halbe Tasse warmen Wein, mit etwas Zimmet, Zucker und Eigelb, oder auch einen Eßlöffel voll Branntwein. Hat sich der Kranke wieder erholt, so lasse man alles warme oder erhitzende Getränk weg, gebe kaltes säuerliches Getränk. Bei stark blutenden Wunden, wo aus den zerschnittenen Blutgefäßen das Blut stromweis und mit Gewalt fortfließt, muß man geschabte oder ausgezupfte Leinwand (Charpie) Löschpapier, Wolle, Flachs, in kalten starken Essig, Branntwein oder Wein getränkt, oder trocknen Feuerschwamm in oder auf die Wunde legen, diese mit mehrfach zusammengelegter Leinwand von der Größe eines halben Thalers bedecken und mit dem Daumen bis zur Ankunft eines Wundarztes fest auf die blutende Stelle andrücken.

Allzuheftiges Nasenbluten stillt man durch das Einbringen eines Büschels gezupfter Leinwand (Wiecke), eines zusammengerollten Stücks Löschpapier, oder durch Feuerschwamm, mit kaltem starken Essig oder Branntwein getränkt. Man mache kalte Umschläge auf den Kopf, Nase und Stirn; dabei lasse man den Kranken aufrecht sitzen, nicht nießen, sich nicht räuspern, nicht husten, auch das geronnene Blut nicht aus der Nase nehmen. Dieselben Mittel sind bei heftigen Blutungen aus dem Mastdarm und der Gebärmutter anzuwenden, doch muß der Kranke in diesem Fall ganz eben liegen, und die kalten Umschläge müssen auf den Unterleib und auf die Geschlechtstheile gelegt werden, auch gebe man kalte Mutter- und After-Klystiere von Essig und Wasser. — Bei allen heftigen Blutungen ist das schleunige Herbeirufen eines Arztes oder Wundarztes erforderlich. Scheintodte in Folge starker Blutungen, werden nach den bei dem Scheintode im Allgemeinen gegebenen Regeln behandelt.

Die Vergiftungen und ihre Behandlung.

Es scheint nicht unzweckmäßig zu sein, zu dem §. XII. der obigen Anweisung zur Behandlung und Rettung der Scheintodten 2c. hier eine ausführlichere Darstellung der Vergiftungen folgen zu lassen, um die Substanzen kennen zu lernen, deren Genuß der menschlichen Gesundheit so leicht schädlich oder tödtlich werden kann.

Gifte werden entweder absichtlich, oder zufällig genossen, oder durch die Bosheit anderer Menschen insgemein uns beigebracht.

Der Verdacht einer Vergiftung entsteht, wenn jemand

ohne vorausgegangene Unpäßlichkeit oder Krankheit, nach dem Genusse irgend einer Sache, plötzlich, ohne sonstige Veranlassung entweder eine große Angst mit heftigen Leibschmerzen, Ekel, Würgen mit heftigem Erbrechen, Durchfall und einen brennenden Schmerz in der Magengegend bekommt, oder von Aengstlichkeit, von einem dumpfen Schmerze in der Magengegend, von Ekel, Schwindel, Ohnmacht, Betäubung, Schlafsucht, von Verwirrung der Sinne, Irrewerden und Zuckungen befallen wird. —

Die ersten Erscheinungen werden von den sogenannten scharfen Giften, z. B. Arsenik, Fliegenstein, Operment, Rauschgelb, Sublimat, rothem Präcipitat, Grünspan u. s. w. verursacht; die letzteren von den betäubenden Giften, z. B. Opium, Bilsenkraut, Schierling, Wolfskirschen, (Belladonna) und giftigen Schwämmen. —

Da die Errettung des Vergifteten von der Schnelligkeit zweckmäßig angewendeter Mittel abhängt, so eile man, den nächsten Arzt, Wundarzt oder Apotheker herbeizurufen. Was bis zu dessen Ankunft geschehen muß, folgt weiter unten.

I. Vegetabilische oder Pflanzengifte.

Die bekanntesten sind:

1) Belladonna (Waldnachtschatten, Wolfskirsche, Tollkirsche, Wuthbeere, Teufelsbeere, Windbeere, Schlafbeere), (Atropa Belladonna L.) Diese 5 — 6 Schuh hohe Pflanze wächst auf waldigen Gebirgen und in schattigen Schlaghölzern, hat eine ziemlich lange, runde, dicke, frisch weichfleischige und saftige, knotige, ästige, stark befaserte, außen röthlichbraune, oder graugelbliche, innen weißliche Wurzel von betäubendem, widrigem Geruche, und ekelhaft süßlichem, etwas herbem Geschmacke.

Der 3 — 5 Fuß hohe, aufrechte, krautartige, ästige, braunrothe oder schmutziggrüne Stengel trägt länglichrunde, kurzstielige, ungetheilte, ganz randige, dünne, saftige, jung etwas wollige, ganz ausgewachsen aber glatte, oben dunkelgrüne, unten blässere und feinhaarige, etwas scharf zusammenziehend schmeckende Blätter. Die Pflanze blüht bei uns im Juni und Juli den ganzen Sommer hindurch mit glockenförmigen, gestreiften, schmutzig violetten, innen röthern, unterhalb oft grünlichen, fast ganz geruchlosen Blumen. Die kugelrunden, etwas gepreßten, Anfangs grünen, dann glänzend purpurschwarzen, reifen, kleinen Sauerkirschen ähnlichen Beeren sind am Grunde vom Kelche umgeben, und enthalten einen violetten, widrigsüß schmeckenden Saft, und in zwei Fächern vielen kleinen, gelben, nierenförmigen Saamen. — Die Pflanze ist in allen ihren Theilen giftig. Verführerisch sind, zumal für Kinder, die den Waldkirschen ähnlichen Beeren. —

2) Der Wasserschierling (Wütherich), (Cicuta aquatica s. virosa L.) eines der giftigsten Gewächse, wächst in Gräben und auf Sumpfwiesen zu einer Höhe von 2 — 4 Fuß, die Blätter, wenn sie frisch sind, haben einen starken, dem Dill ähnlichen Geruch, und einen nicht unangenehmen petersilienartigen Geschmack. Aus der Spitze seiner oft sehr großen, inwendig in Zellen, welche einen sehr scharfen Milchsaft enthalten, getheilten Wurzel, schießen weiß und roth gestreifte, nach oben grüne Stengel mit dunkelgrünen, tief eingeschnittenen und zugespitzten Blättern. —

Die vom Julius an den ganzen Sommer hindurch bei uns blühenden Blumen sind weißgelblich von Farbe.

3) Der gefleckte Schierling (Erdschierling), (Conium maculatum L.), wächst an schattigen Orten bei Gräben und Dämmen, hat große, lange, glatte, gefiederte, mit etwas dicken, unten am Stengel gerinnten Stielen versehene, oberhalb dunkelgrüne und etwas glänzende, unterhalb blaßgrüne, in der Mitte gerippte Blätter; die untern stehen wechselsweise und sind 3 — 4fach gefiedert, die obern stehen gewöhnlich gegen einander über, nur zweifach gefiedert; beide laufen aber nach der Spitze zu in ein einzelnes lanzettförmiges, halbgefiedertes, glattes, ge-

zähntes Endblättchen aus. Der drei Fuß hohe Stengel ist rauh, hohl, ästig, frischgrün von Farbe, schwach gefurcht, und, gleich den untern Blattstielen, mit vielen purpurfarbnen oder bräunlichen Flecken besprengt. — Der Wasser- und Erdschierling werden, so wie der kleine Gartenschierling oder die Hundspetersilie, (Aethusa Cynapium L.,) leicht mit dem ihnen ähnlichen Gartenkörbel und der Gartenpetersilie verwechselt. — Indeß wächst jener niedriger, und diese hat nicht so fein gekerbte Blätter, wie der Schierling, der auch, zumal gequetscht oder zerrieben, specifik sehr widrig, wie Katzenharn oder spanische Fliegen, riecht, und süßlich, etwas scharf und ekelhaft schmeckt. — Schierlingswurzeln, welche leicht unter Petersilien- oder Pastinakwurzeln gerathen können, sind zwar, gleich diesen, weiß, gerade und unten getheilt, schmecken aber nur Anfangs gewürzhaft, aber hinterdrein scharf. — Ueberhaupt sollte man zur bessern Unterscheidung keine Gemüsewurzel ohne Kraut einkaufen. —

4) Der rothe Fingerhut (Digitalis purpurea L.) findet sich wild in Wäldern und an Hecken und blüht auch, als Zierpflanze, den ganzen Sommer hindurch in unsern Gärten. — Seine Wurzel ist faserig, der Stengel eckig, haarig, oft über 4 Fuß hoch; die Blätter sind länglich, bleichgrün, und dicht mit kleinen Haaren besetzt. Die fingerhutförmigen schönen Blumen sind gewöhnlich purpurroth in mancherlei Schattirungen, gelb ꝛc. Alle Theile der Pflanze besitzen eine bittere Schärfe.

5) Das schwarze Bilsenkraut (Hyoscyamus niger L.), von gewissenlosen Brauern dem Biere beigesetzt, wovon dieses berauschender wird, wächst auf unangebauten Plätzen, auf Kirchhöfen ꝛc. und blüht bei uns im Julius und August. Die Wurzel, welche der Aehnlichkeit wegen leicht mit Pastinak- oder Cichorienwurzeln verwechselt werden kann, ist lang, dick, runzlich, braun und innen weiß; der Stengel wird wohl zwei Fuß hoch, und ist, gleich der ganzen Pflanze, weich behaart. Die Blätter

sind lang, ungleich groß und ungestielt. Die blaßgelbe Blume ist purpurroth geädert. Der Saame ist kleiner, als Fenchelsaamen, rundlicher, fast nierenförmig, runzlich, etwas zusammengedrückt, aschgrau von Farbe, von widrig betäubendem Geruch und fade süßlichem Geschmack. Das Bilsenkraut ist ein dem Menschen in allen seinen Bestandtheilen gefahrvolles Gift; doch scheinen die Saamen am häufigsten Unglück zu stiften, weil diese oft von Kindern genossen werden. Mehre Hausthiere, namentlich Kühe und Schweine, ja selbst Hunde fressen dieses Kraut ohne Nachtheil. Die Zufälle beim Menschen sind Schwindel, Dunkelwerden vor den Augen, Schlaf mit fürchterlichen Träumen, Wahnsinn, Stammeln, Wasserscheu, Schlagfluß.

6) Die schwarze Nießwurz (Helleborus niger L.) wächst wild an bergigen rauhen Stellen. Die vorzüglich giftige Wurzel ist außen schwarzbraun, innen weiß, riecht und schmeckt widrig scharf. Die vielen Blätter sind glänzend, dunkelgrün und lederhart; die großen, schönen, weißen, manchmal etwas röthlichen Blumen bestehen aus fünf rundlichen Blättern.

7) Die wilde Pastinak (Pastinaca campestris L.) ist kleiner, dünner, trockner, widrig schmeckender, als die cultivirte Gartenpastinak, und gehört unter die Giftwurzeln.

8) Die frischen Blätter des Kirschlorbeers (Prunus Lauro-Cerasus L.), einer exotischen, bei uns in Gewächshäusern gezogenen Pflanze, stehen wechselsweise an den Aesten und Zweigen, sind oval länglich, wie die Lorbeerblätter, auch so steif, lederartig, durchaus glatt, am Rande zurückgebogen und fein sägeartig weitläuftig gezähnt, auf der obern Fläche lebhaft grünglänzend, auf der untern mattgrün, frisch gequetscht von starkem Bittermandelgeruch, und ähnlichem Geschmack, den man hier und da der Milch durch Mitsiedenlassen der Blätter mittheilt, ohne wohl zu wissen, daß man dieses Getränk damit vergiften kann, denn es enthalten die Blätter in

ihrem ätherischen Oehle das stärkste Pflanzengift, die **Blausäure.**

Weniger nachtheilig, aber immer Blausäure enthaltend, sind die jungen Blätter und die Rinde des Traubenkirschbaums (Prunus padus) und anderer Prunusarten, die Pfirsich-, Aprikosen-, Kirsch-, Bittermandelkerne, die Blüthen des Schleedorns und andere kernbittere Samen, deren häufiger Genuß wirklich narkotisch wirkt, so wie das darüber abgezogene gemeine und gebrannte Wasser, (Persico, Kirschgeist, Kirsch- und Bittermantelwasser, und das schweizerische spirituöse Kirschwasser oder Liquör rc.) —

Die reine **Blausäure**, in einer hinreichenden Gabe*) genommen, tödtet **blitzähnlich**. Eine leichte Zuckung, unwillkührlicher Stuhl- und Harnabgang, sind die einzigen Erscheinungen, welche mit dem Augenblicke des Todes eintreten. In kleinen Gaben genommen, erzeugt dieses Gift allgemeine Abspannung, Krämpfe, Ohnmacht, Lähmung, zuletzt tiefen Schlaf. Die Leichen behalten ein unverändertes fast blühendes Aussehen und einen bis zur Verwesung dauernden bittern Mandelgeruch; besonders ist dieser Geruch bei Eröffnung des Kopfes durchdringend. Die Blausäure wirkt rein auf die Sensibilität, und kein Gift ergreift so entschieden und so feindlich die Nerven, wie dieses. Die Hülfe kommt hier in den allermeisten Fällen zu spät. — Man hat in mehrern Sorten von Kartoffelbranntwein Blausäure entdeckt. Es scheint, als wenn erfrorne Kartoffeln am leichtesten solches Gift liefern könnten. Die Blausäure wird auch im Thierreiche gefunden und seine gewöhnliche Gewinnungsart stellt sie aus Blutlauge bei der Fabrikation des Berlinerblaues dar.

9) **Sumpfkiehnpost** (wilder Roßmarin, Bienenhaide, Sumpfporsch, (Ledum palustre L.); eine buschige Giftstaude von 2 — 4 Fuß Höhe, in Sümpfen, vorzüglich des nördlichen Europa. Ihre Blätter gleichen den Rosmarinblättern, nur sind sie größer,

*) von nicht einem halben Lothe.

und auf der Unterfläche, so wie die jungen Zweige, mit einer rostbraunen Wolle überzogen. Die weißen Blumen erscheinen im Juni und Juli bei uns in flachen Dolkentrauben. Die ganze Pflanze riecht stark betäubend, schmeckt bitter, hopfenartig, weshalb man sie, gewissenlos genug, statt Hopfen hier und da zum Biere nimmt, das aber dadurch ungemein betäubend und wahrhaft vergiftet wird.

10) Der Sommerlolch (Tollkorn, Taubkraut, Schwindelhaber, Schaafweizen, Sommertrespe, Täumel, Töberich, Taumelbulch), (Lolium temulentum L.), eine giftige Grasart auf feuchten Feldern unter dem Getraide, deren eiförmige, auf beiden Seiten zusammengedrückte, kleine, braunschwarze, Samenkörner süßlich, eben nicht widrig schmecken, aber Mehl und Brod, das davon schwarzblau ausfällt, offenbar vergiften, wenn das Getraide nicht sorgfältig davon gereinigt wird.

11) Die Krähenaugen (Brechnuß), (Nux vomica), ein bekanntes Ratzengift, sind die weißgrauen, hornartig harten, zähen, rundlichen, auf einer Seite platten, in der Mitte vertieften, mit glänzenden, festen Härchen besetzten, bitter schmeckenden Fruchtsamen von Strychnos Nux vomica L., eines Malabarischen und Ceylonischen Baumes.

12) Schwindelkörner (Kokets-Fischkörner), die kleinen, erbsengroßen, rundlichen, grauen, runzlichen, banchigen Beeren oder Nüsse von Menispermum lacunosum Lam., oder (Cocculus suberosus Decandolle,) einem Baume in Ostindien, besonders auf Malabar, welche unter der zähen Schaale einen Kern von äußerst bitterm und brennend scharfem Geschmacke enthalten. Man verfälscht und vergiftet ebenfalls damit das Bier, um es berauschender zu machen. Sie dienen auch Manchen als Fangmittel für Fische und Vögel, weil sie auf diese betäubend wirken, weshalb man Magen und Därme dieser Thiere vor dem Verspeisen genau untersuchen muß.

13) Mutterkorn (Kornzapfen, Kornmütterle, After-, Hunger-, Tollkorn, Todtenkopf, Hahnensporn), Cla-

rus secalinus, Secale cornutum, nach Decandolle ein wahrer Pilz (von ihm Sclerotium genannt), oder nach Andern ein durch Krankheit, die den Roggen, wenn auch nicht ausschließlich, doch häufiger ergreift, in nassen Jahren desorganisirter Roggensaame, welcher über die gesunden Aehrenkörner schnell hervorwuchert, in Form einer Vogelklaue, außen mehrentheils schwarz oder schwarzblau, auf dem Bruche bläulich, schwammicht, oder auch weiß, hart, trocken, worunter die großen, innen und außen dunkelfarbigen, widrig riechenden und scharf schmeckenden Körner mit ihrem Staube, zumal in Menge, und frisch mit dem Roggenbrod verbacken, so wie vorzüglich als Milchspeise genossen, allerhand schlimme Nervenzufälle erregen. Das Brod bekommt davon eine violette Farbe, einen ekelhaften Geruch und einen scharf beißenden Geschmack. Thiere verabscheuen das Mutterkorn, und das Federvieh geht davon zu Grunde. Da es leichter ist, so fliegt es beim starken Werfen des Roggens über diesen hinaus, und wird so am besten abgesondert.

14) Das Opium ist der rothbraune, widerlich riechende und ekelhaft bitter schmeckende, eingetrocknete Saft aus den geritzten grünen Mohnköpfen, welcher aus deren Schaale quillt, und vorzüglich in Persien, Aegypten und Ostindien von der Mohnpflanze mit weißen Samen (Papaver somniferum L.) gesammlet wird. Opium geben auch unsere Mohnköpfe, aber weniger und kein so kräftiges. Das englische Bier und unser diesem nachgekünsteltes soll leider damit verfälscht, mithin vergiftet werden.

15) Giftpilze, Schwämme unterscheiden sich im Allgemeinen und in der Regel von allen übrigen eßbaren Pilzen:

a) durch ihren Standort, weil sie gern und am häufigsten bei nasser Witterung auf einem feuchten Sumpfboden an schattigen, eingeschlossenen Orten, in finstern Wäldern, besonders Tannenwäldern und Pfählen wachsen; eßbar dagegen sind in der Regel die Pilze, welche an Waldrändern und auf nicht zu feuchten Wiesen, überhaupt auf freien, mehr trocknen Plätzen und unmittelbar auf dem Boden wachsen;

b) zeichnen sich die meisten Giftpilze durch ihr widriges, oder auch zu buntes Ansehen, durch ihre schwarze, schwarzblaue, grüne, buntscheckige oder Regenbogenfarbe aus, so wie durch das Wandeln ihrer Grundfarbe beim starken Berühren, oder nach dem Zerbrechen der frischen an freier Luft in eine andere, besonders schwarzblaue, oder schmutziggelbe, oder rothe ꝛc.; indeß sind auch einige weiße, wie der glockenartige Pilz, bei uns der frische Pfefferpilz ꝛc. sehr giftig, manche dagegen der Farbe nach wohl verdächtige, wie der eßbare Reitzker, verschiedene Täublinge ꝛc., ganz unschädlich;

c) durch ihren hohlen Stiel, aber nur zum Theil, denn nur die Spitzmorchel, der so angenehme Mousseron oder Rasling, der zizenförmige Pilz ꝛc. sind ihres Hohlstiels ungeachtet wohl genießbar;

d) durch ihren widrigen Geruch und brennend scharfen, oder bittern, oder tintenartig herben Geschmack. Eßbare riechen entweder gar nicht, oder angenehm, und schmecken mild, nußartig, oder nur wenig reitzend, gewürzhaft, knoblauchartig und etwas säuerlich;

e) durch ihre Neigung zu schneller Fäulniß;

f) dadurch, daß sie durchs Kochen hart, oder doch härter werden, als sie zuvor waren;

g) finden sich die meisten Giftpilze unter denjenigen, die auf ihrer Unterfläche Blätter haben, sogenannte Blätterpilze (Agarici). Manche sind erst älter giftig, in ihrer Jugend aber nicht, manche auch nur frisch giftig, wie bei uns der weiße Pfefferpilz, getrocknet und eingesalzen aber nicht, wie dieser; andere sind nur hier und da, in diesem oder jenem Klima, oder Erdreich giftig, an andern Orten unschädlich, wie die in der Niederlausitz eßbaren Liebritzen, wie in Petersburg der Fliegen=

und Pfefferpilz, deren Giftigkeit sich in diesem nördlichen Klima wenig oder gar nicht entwickelt;

h) fallen von dem Genuß der Milch, die man heiß über zerhackte Giftpilze gießt, die Fliegen;

i) röthet ihr Fleisch, auf Tournesolpapier, d. i. mit dem Safte der Maurelle (Croton tinctorium), einer Moosart, gefärbtes Papier gestrichen, dessen blaue Farbe;

k) sind alle Pilze verdächtig, die schon alt und wurmstichig, von Insekten angefressen, aber wieder verlassen worden sind, die auf faulenden Baumstämmen schnell vegetiren, und eben so schnell verderben, die bald von selbst, zumal in eine schwarze tintenähnliche Jauche zerfließen, die einen weißen oder gefärbten Milchsaft ergießen, geöffnet einen Staub fahren lassen, und einen Leichengeruch ausstoßen.

Ueberhaupt bleibt der Genuß der Pilze für Unkundige immer bedenklich, weil eine und dieselbe Art unter mehrern Benennungen selbst in der Botanik vorkommt, und so leicht Verwechselungen und Mißgriffe hier möglich sind, weil in verschiedenen Gegenden sehr verschiedene Pilze einerlei Namen führen, oder umgekehrt, weil Alter, Klima, Boden, und andere Ursachen bedeutende Verändederungen in derselben Species hervorbringen. —

Endlich kommt dabei auch auf die rechte Einsammlungszeit und Bereitungsart derselben sehr viel an.

Im Ganzen sind sie eine schwer verdauliche und wenig nährende Kost. Manche taugen mehr zum Würzen anderer Speisen.

Die gemeinsten Giftpilze bei uns sind:

1) der Pfefferpilz, Pfifferling (**Agaricus s. Merullus Cantharellus Pers.**), ein Blätterpilz, nur eingesalzen in Rußland und Preußen als Fastenspeise üblich, kommt auf Viehweiden und Waldungen vor, ist Anfangs weiß, wird nachher gelblich, dann schön goldgelb, beim Vergehen schmutzig braun. Sein sehr unregelmäßig gefalteter lappiger und krauser Hut vertieft sich

mit der Zeit zu einem Trichter, worin das Regenwasser stehen bleibt; sein Fleisch enthält einen pfefferscharfen Milchsaft.

2) Der Fliegenschwamm (Agaricus muscarius, Amanita muscaria) hat einen weißen, krummen Stiel, einen bald kugelrunden, bald konischen, bald glocken-, bald tellerförmigen Hut von blutrother Farbe, weiß getüpfelt, und mit weißgelbem oder gestreiftem Rande. Sein Fleisch ist gelblich oder weiß, riecht häßlich und schmeckt scharf. Der zwischen Bäumen und Gebüschen wachsende, gewöhnlich von Insekten beschmeißte, ist häufiger giftig, als der Wiesen-Fliegenschwamm. — Die Kamtschadalen, Koräken, Ostiaken, Jakuten, Schamanen, Jukagiren rc. genießen ihren heimischen, von dem unsrigen etwas abweichenden Fliegenpilz, nach Langsdorff, dem bekannten Reisenden, als berauschendes Mittel, wie andere Nationen den Wein, Branntwein, das Opium rc. Sie sammeln deshalb den kleinen weißwarzigen, hochrothen Fliegenpilz, der narkotischer wirken soll, in den heißesten Monaten, verschlucken ihn am liebsten getrocknet gleich einem Bissen und ungekaut. — Das fleißige Nachtrinken von kaltem Wasser soll seine betäubende Wirkung verstärken, die auch auf den Harn übergeht, ja auf eine zweite, dritte, vierte und fünfte Person, welche von dergleichen Harn trinken. —

3) Der ungenießbare Reisker (giftiger Hirschling, Mordschwamm), (Agaricus campanulatus) unterscheidet sich vom eßbaren (Agar. deliciosus) durch seinen am Rande haarigen und gestreiften Hut, seine blässere Farbe, den beißenden Geschmack, das löchrige Fleisch, und die haarige Samendecke. Schädlich sind auch alle Reiskenähnliche Pilze, welche keinen pomeranzenfarbigen, sondern einen weißen, an der Luft gilbenden Milchsaft enthalten.

4) Die wilden, ungenießbaren, den ganzen Sommer über in Eichen-, Buchen- und Birkenwäldern wachsenden

Brätlinge oder Breitlinge (Reitschker), gestielte Blätterschwämme (Agaricus-Arten) unterscheiden sich durch ihre bleichere Farbe, ihren wolligern Rand, ihr scharf schmeckendes Fleisch, durch eben solchen Milchsaft, und durch Geruchlosigkeit von den unschädlichen Brätlingen.

5) Steinpilze (Boletus edulis), eine Löcherschwammart, die von Würmern angenagt, oder deren Unterfläche grünlich ist, und deren Fleisch, sobald man die Löcher ablöst, an der Luft seine Farbe ändert, sind ganz verwerflich.

6) Sind unter den Bocks- oder Ziegenbärten, einer Keilpilzart (Clavaria flava), die braunen, schwarzen oder weißen, auch alle lederartigen Varietäten ungenießbar.

7) Kommen unter den von Landleuten zu Markte gebrachten Champignons, einer sonst ganz unschädlichen, wohlschmeckenden Blätterpilzart (Agaricus campestris) zuweilen andere gleichzeitige und ähnliche Pilzchen vor, die sich durch ihre feinern, oder häufigern, oder verschiedentlich langen, gelblichen oder weißen Blätter, durch ihren obern, nicht weißen Hut, durch ihr weniges Fleisch, ihren eigenen Geruch, wenn man sie kratzt oder abbricht, durch ihren ausfließenden Milchsaft verdächtig genug auszeichnen.

8) Giebt es unter den eßbaren Morcheln, einer eigenen Pilzart (Helvella), auch Giftmorcheln, die aber einen breitern, plattern, in der Mitte eingebogenen Hut, einen stärkern Stiel oder Strunk, ein fetteres Ansehen haben, und stinken. Schädlich sind auch die weißen, oder ganz kohlschwarzen mit wenigen Falten, und fast ganz plattem Hute, so wie die weißen, oder ganz schwarzen, zähen, lederartigen, ausserordentlich breiten Spitzmorcheln.

II. Animalische Gifte.

Hierher gehören alle Miasmen und thierischen Ansteckungsstoffe: das Menschenpocken-, Masern-, Pest-, Typhus-, Lustseuchen-, und andere Krankheitsgifte, der Speichel wüthender Thiere und Menschen, alle elastischen und nicht elastischen Flüssigkeiten und festen Theile der an dem Milzbrande, oder der schwarzen Blatter verreckten Hausthiere, das Pferderotzgift, das Gift mancher zu gewissen Zeiten giftigen Fische, z. B. der Clipea thryssa und Caracinus fuscus ꝛc., das Gift der Brillen- und Klapperschlangen, der Nattern, vorzüglich der Viper, Barbeneier und Leber in großer Menge genossen, Giftmuscheln mit Bärten, Bienen-, Wespen-, Hummeln- und Hornissengift; alter fauler Schmierkäse; die zu stark, vornehmlich in Torf-, Stein- und Braunkohlengeruch geräucherten Blutwürste, in denen sich selbst eine eigene Giftsäure entwickeln kann; alle mit verdächtigen Gewürzen, z. B. Pfefferstaub, der mit Kokelskernpulver zu Zeiten vergiftet sein soll, gewürzten Würste (weshalb man immer ganzen Pfeffer einkaufen soll), zuvor gefrorne und wieder aufgethaute, mithin verdorbene geräucherte Blut- und Leberwürste, nach deren Genuß in Würtemberg, Baiern ꝛc. häufige Vergiftungsfälle vorkamen von einem darin entwickelten eigenen fettsauren oder Wurstgifte ꝛc.; Honig aus den Nectarien mancher Giftpflanzen, z. B. der Belladonna, des Bilsenkrauts, Seidelbasts, der Eisen- oder Sturmhut-, der Hasenfuß- und Nachtschattenarten, zumal von Erdhummeln gesammelt, die diese niedrigen Pflanzen gern besuchen.

Zu den giftigsten Thieren unsers Himmelsstrichs gehört die Viper (Coluber berus). Sie findet sich in ganz Deutschland, wo sie sich in steinigen und buschigen einsamen Oertern aufhält; wird ungefähr einen Fuß lang und einen Finger dick; ihre Farbe ist graubraun. Längs dem Rücken hat sie einen gezackten schwärzlichen Strich, der Bauch ist mit Schuppen bedeckt. Außer den übrigen Zähnen hat sie noch zwei hohle, oben offne Giftzähne, welche außerhalb der obern Kinnlade an den Lippen befestigt sind, und mehr oder weniger ausgestreckt werden können. Am Grunde eines jeden dieser Giftzähne befindet sich ein Bläschen, welches ein flüssiges schmieriges Gift enthält. Der Biß dieses Thieres wird dadurch giftig, daß in die gebissene Wunde etwas von dem Saft in den Giftzähnen ausgepreßt wird. Die Feuerotter und schwarze Otter scheinen bloße durch Alter und Farbe verschiedene Spielarten zu sein. Die Folgen eines solchen Bisses werden bei der zweckmäßigen Behandlung eines Arztes in einigen Tagen gehoben. Man sucht das Gift in der Wunde durch unmittelbare Anwendung reinigender und gelind ätzender Mittel zu zerstören. Man nimmt dazu eine Auflösung von Seife, von Lauge, verdünntem Essig und im Nothfalle den eigenen Urin. Ist auf diese Art die Wunde gereinigt, so bedeckt man sie mit einem Blasenpflaster und unterhält die Eiterung vermittelst eines scharfen Digestivs.

Der Biß der Tarantel, einer süditalienischen Spinnengattung, und der Stich des Skorpions zieht nichts anders als eine heftige Entzündung nach sich, die zweckmäßig behandelt ohne Folgen ist. Die Stiche unserer Bienen, Wespen ꝛc. werden mit etwas kaltem Wasser, oder aqua saturnina, oder etwas sehr verdünntem Weinessig sicher und in kurzer Zeit vollkommen geheilt. Der scharfe Saft, der aus den Warzen der Oberfläche des Körpers der Kröte abgesondert wird, erzeugt zwar auf den zarten Stellen des menschlichen Körpers eine brennende, mit Bläschen untermischte Röthe, die aber eben so wenig die Folge eines Giftstoffes ist, als das Brennen einer berührten Nessel. Die Behandlung ist wie bei dem Stiche der Insekten.

Die giftige Wirkung geräucherter Blut- und Leberwürste zeigt sich bald entschieden nach 24 Stunden nach deren Genusse durch Sodbrennen, Uebelkeiten, Erbrechen, Trockenheit im Halse, Heiserkeit. Selbst bei der zeitigsten Hülfe des Arztes ist der Ausgang oft unglücklich. Ein

Brechmittel ist auch hier die Hauptsache. Nach den neuesten Berichten sind durch polizeiliche Ermittelungen beinahe 200 Beispiele solcher Vergiftungen entdeckt worden, von denen aber 80 tödtlich abliefen.

III. Mineralische Gifte.

1) Arsenik, eins der fürchterlichsten mineralischen Gifte, welches ein eigenes Metallgeschlecht ausmacht. *). Das Arsenikoxyd wirkt giftartig unter allen Gestalten und in allen Verbindungen mit andern Substanzen. Die Gewinnung des Arseniks wird beim Rosten der Zinn- und Kobalterze betrieben, wo er als dicker Dampf aufsteigt und sich in den hierzu besonders eingerichteten Schornsteinen ansetzt. Er gleicht einem grauen Pulver, welches Hüttenrauch oder Giftmehl heißt und noch mit Schwefel versetzt ist. Durch einen Zusatz von Laugensalz befreit man den Arsenik davon auf den sogenannten Gifthütten und nun erscheint er krystallinisch. Zu den arsenikalischen Giften gehören: die Arsenikdämpfe, der weiße, gepülvertem Zucker, oder schneeweißem Mehle ähnliche, aber auf Glühkohlen mit knoblauchartigem Geruch verdampfende Arsenik, der sogenannte Fliegenstein, ein arsenikalisches Kobalterz, das Operment, oder Auripigment, ein schwefelhaftiges Arsenikoxyd von gelber, manchmal grüner, und oft ins rothe spielender Farbe, ein übliches Pigment.

Zwei in frühern Zeiten berüchtigte arsenikalische Arcana waren die Aqua von der Signora Toffana aus Neapel und das französische Successionspulver. Die Aqua toffana bestand nach Garellis, Leibarztes des Kaisers Karl VI., actenmäßigem Bericht, aus einem Absude von Arsenik und Zymbelkraut (Antirrhinum Cymballaria L.) in gewöhnlichem Wasser. Das Successionspulver war ein Gemisch aus gleichen Theilen weißen Arseniks und Bleizucker.

2) Quecksilbergifte; unter diesen sind die gefährlichsten: a) die Quecksilberdämpfe, b) der weiße und

*) Am heftigsten und zerstörendsten wirkt die Arseniksäure (Acidum arsenicicum), wovon Herausgeber Augenzeuge gewesen ist.

rothe Präcipitat, c) der Quecksilbersublimat, und andere Merkurialsalze.

3) Kupfergifte, vorzüglich das essigsaure Kupfer oder der Grünspan, ein Kupfersalz, welches die in den schlecht verzinnten, nicht blank gescheuerten Kupfer- oder Messing-Geschirren gekochten oder warm aufbewahrten Speisen und Getränke ꝛc., die damit schön grüngefärbten Salz- und Pfeffergurken, Bohnen, Kapern ꝛc. vergiftet.

Die Kennzeichen eines Kupfergehalts werden ausgemittelt durch folgendes Verfahren: Man stecke ein blankes Messer in die kupferverdächtige Substanz; ist der Verdacht gegründet, so wird auf den Grund der zwischen dem Eisen und dem Kupfer statt findenden Verwandschaft, das Messer früher oder später, nach Maßgabe des darin enthaltenen Kupfers, einen röthlichen Ueberzug erhalten. — Ein Zutröpfeln der Aetzammonium-Flüssigkeit zu einer kupferenthaltenden Flüssigkeit, giebt einen anfänglich grünen, dann ins Blaue übergehenden Niederschlag. Das beste Criterium ist die Anwendung des blausauern Kali, wodurch das Kupfer fast in seiner natürlichen Farbe, auch bei der kleinsten Quantität, niedergeschlagen wird. *)

4) Bleigifte; die gefährlichsten sind: das Bleiweiß, die Blei-, Silber- oder Goldglätte, die Mennige, beides Malerfarben, der Bleiessig, Bleizucker. Bleivergiftungen können vor sich gehen durch gebleite Weine, Fettöle, Essige, und durch alle Speisen und Getränke, die in bleizinnernen, oder in gemeinen thönernen Geschirren von schlechter und nachläßiger Bleiglasur gesotten werden, und lange stehen bleiben. Die schlechte Glasur der Töpferwaaren liegt hauptsächlich in dem schwachen Brennen des Geschirrs, wobei das Blei nicht voll-

---

*) Model behauptet, daß, seitdem metallene Gefäße so allgemein zum häuslichen Gebrauche eingeführt worden sind, das menschliche Alter im Allgemeinen merklich abgenommen habe.

kommen verglaset worden ist. Unter die sichern Prüfungsmethoden des glasirten oder mit Bleizusatz emaillirten Küchengeschirrs, durch deren Anwendung dasselbe für die menschliche Gesundheit unschädlich wird, nach welchem vor dem Gebrauche dergleichen vorher gut gescheuerten Geschirrs, dasselbe mit Wasser, dem der 20ste Theil des Gewichts des Wassers an Küchensalz und der 30ste Theil dieses Gewichts an Essig beigemischt worden, gefüllt, und die Mischung eine halbe Stunde lang gekocht wird; hierauf muß das Geschirr abermals gut gescheuert werden. Durch dieses Verfahren wird der mit dem Thon oder anderm Material nicht gehörig verbundene oder nicht vollkommen verglaste Theil der Bleiglasur hinweggenommen, und der wirkliche verglasete Theil widersteht der Einwirkung der schwachen Säuren, wie dieselben bei der Bereitung gewöhnlicher Speisen gebraucht werden, dergestalt, daß in einem so gereinigten Geschirr kalt aufbewahrter schwacher Essig nach 48 Stunden keine Spur von ausgelösetem Blei enthält. Die Gegenwart des Bleies in der gekochten Mischung ist durch die Beimischung des schwefelwasserstoffgashaltigen Wassers, welches in jeder Apotheke zu haben ist, leicht zu entdecken.

5) Spießglanz- oder Antimonialgifte, z. B. Brechweinstein in größern Gaben, Spiesglas ꝛc.

6) Säuren: concentrirte Schwefelsäure unter dem Namen Vitriolöl, Salpetersäure, auch wohl Scheidewasser genannt, Aetzsalmiakgeist, Sauerkleesäure, und andere Giftsäuren.

Die allgemeinen Zeichen einer Vergiftung sind folgende. Bei vorher gesunden Menschen offenbaren sich plötzlich, ohne weitere denkbare Veranlassung, heftige Magen- und Kolikschmerzen, allgemeine Schwäche, Zittern der Glieder ꝛc.; diese Zufälle enden oft, ohne zeitige Kunsthülfe, mit dem Tode.

Die scharfen, ätzenden Mineralgifte wirken mehr zerstörend auf den Körper, als die Pflanzengifte, daher erregen sie heftiges Brennen im Schlunde, Magen und Darmkanale, starken Durst, häufiges Würgen und Erbrechen, blutigen Stuhlgang, oder, wie die zusammenziehenden und austrocknenden Bleigifte, anhaltende Leibesverstopfung, Bleikolik ꝛc., Erweiterung des Augensternes, Harnverhaltung, und den schmerzhaftesten Tod. —

Die frischen Leichen solcher Vergifteten haben insgemein ein äußerlich gutes Ansehen, und gehen nicht sobald in Fäulniß. — Aber der Magen, oft auch die Gedärme, sind mehr oder weniger entzündet, ja schon brandig, und an= oder durchgefressen, wie von den arsenikalischen und merkurialischen Aetzgiften, von Aetzsäuren ꝛc.

Die narkotischen Pflanzengifte erregen mehr Zufälle von Betäubung und Ueberreitzung des Nervensystems: Schwindel, Ohnmacht, Irrereden, Zuckungen, geringes Magenweh, mehr ein Gefühl von Schwere im Magen, Schlafsucht, Tod. Eine solche Leiche wird bald mit schwarzblauen Hautflecken bedeckt, fault schnell, die Haare fallen aus, der Magen ꝛc. ist selten entzündet.

Um bei dem Zusammentreffen solcher Erscheinungen den Argwohn einer möglichen Vergiftung zu berichtigen, erwäge man genau alle vorausgegangene und gegenwärtige Umstände, die Lebensverhältnisse des Vergifteten an sich, jene mit seinen Angehörigen und Allen, die um ihn sind. Man untersuche die Aufbewahrungs=, Koch=, Speise= und Trinkgeschirre im Hause. Ist von dem Genossenen noch Etwas da, so hebe man es auf, gleich dem, was der Erkrankte etwa ausgebrochen hat, um es dem schnell herbeizuholenden Arzte vorzuzeigen, und gebe einstweilen etwas davon einem Hunde oder Katze zu fressen.

Die allgemeine Behandlung eines Vergifteten hat zum Zweck, das Gift so schnell, wie möglich aus dem Körper zu schaffen, oder zu verdünnen, einzuwickeln, abzustumpfen, zu neutralisiren, und die schon vorhandenen schädlichen Wirkungen desselben zu mindern, oder ganz aufzuheben.

Man suche also, wenn nicht Erbrechen von selbst,

noch hinreichend erfolgt, solches durch Kitzeln des Gaumens oder Einbringen des Fingers in den Schlund zu erregen, gebe dem Kranken viel warmes Wasser, Kamillenthee, fettes Oel, geschmolzene Butter oder Butterwasser, Fleischbrühe ꝛc. zu trinken. Ein angezeigtes eigentliches Brechmittel kann nur der Arzt verordnen *). — Gegen zu langes Erbrechen kann man ein Quentchen kohlensauren Kali nehmen, und sogleich etwas Essig nachtrinken lassen. Dann gebe man, um das Aetzgift einzuhüllen und abzustumpfen, Milch, Milchrahm, Süßmolke, Milch- oder Kartoffelbrei, Hafer-, Gersten- oder Reißschleim ꝛc.

Bei notorischer Vergiftung: a) durch scharfe Mineralgifte, als: Fliegenstein, Arsenik, Quecksilbersublimat, Grünspan ꝛc., verbiete man geradezu alle saure Speisen und Getränke, gebe zuerst viel laues Wasser, bis starkes Erbrechen folgt, dann Baumöl, Milch, Molke, Stärkewasser, Seifenwasser (aus 1 Theil Hausseife in 3 Theilen warmen Wassers aufgelöst), Eiweis in Wasser, Haferschleim ꝛc., und rufe schnell einen Arzt herbei.

b) Gegen Bleigifte gebe man Brechmittel, die obigen mildschleimigen Fettstoffe, keine Säuren, und sorge für baldige ärztliche Kunsthülfe.

c) Bei genommenen narkotisch-scharfen und reinnarkotischen Pflanzengiften, wie dort Belladonna, Schierling ꝛc., hier Opium, Kirschlorbeer, Giftschwämmen und Pilzen, Gifthonig ꝛc., bringe man den Kranken sogleich in freie, frische Luft, suche zuerst, wie oben, Erbrechen zu machen; dann gebe man abwechselnd und oft reinen, starken, schwarzen Kaffee, oder grünen Thee, Essig, oder Citronensaft, Zuckerwasser ꝛc. mit schleimigen Abkochungen durch den Mund sowohl, als mittelst Klystiere,

*) Wenn indessen die Hülfe des Arztes nicht sogleich erfolgen kann, so möchte vielleicht in diesen dringenden außerordentlichen Fällen der Apotheker ein Brechmittel 1) aus 4—6 Gran Brechweinstein in 4 Unzen Wasser gelöset, oder 2) ½ Quentchen Brechwurzel mit eben so viel Zucker gemischt, oder auch 3) eine Auflösung von 20 Gran schwefelsauren Zink in 2 Unzen Wasser gelöset, verabreichen und zu dessen Anwendung die nöthige Anleitung geben dürfen.

oder sogleich vieles kaltes Wasser zu trinken, wasche das Antlitz mit kaltem Essigwasser, und befolge im Uebrigen pünktlich die Vorschriften des Arztes. —

d) Bei Vergiftung durch starke Säuren: concentrirte Schwefelsäure, Salpetersäure ꝛc., läßt man sogleich vieles Wasser trinken, und hierauf Seifenwasser, Leinsaamen-Absud oder verdünnte Kali oder Aschenlauge, oder sonstiges schleimig-öligtes Getränk mit gestobter oder zerstoßener Kreide, kalzinirter Magnesia ꝛc., so oft wie möglich nehmen, bis der Arzt das Weitere anordnet.

Kann man nicht bestimmen, welche Gattung von Gift die Erscheinungen verursacht hat, so wende man eine Behandlung wie gegen scharfe Gifte an.

Die Wasserscheu bei Menschen und Thieren, oder die Hundswuth.

Die Abwendung der so schrecklichen Wasserscheu, so wie die Kenntniß der augenblicklichen Hülfeleistung bei den Unglücklichen, die von einem wüthenden Thiere gebissen worden sind, sind wichtige Gegenstände für den öffentlichen Unterricht, damit nicht aus Unachtsamkeit, Leichtsinn oder durch unrichtige und schädliche Anwendung von Mitteln, das Leben der Menschen durch den Ausbruch der in den meisten Fällen unheilbaren Wasserscheu in Gefahr gesetzt werde.

Diese Krankheit wird nur bei Hunden, Katzen und mit diesen verwandten Thieren, als Wölfen, Füchsen und Dachsen von selbst erzeugt; auf Menschen und andere Thiere aber kann sie nur durch Ansteckung, nämlich durch den Biß eines Wasserscheuen, oder durch sonstige Mittheilung des Wuthgiftes fortgepflanzt werden.

Im Allgemeinen sind folgende Maßregeln gegen die Entstehung der Wasserscheu bei Hunden und andern Hausthieren zu empfehlen.

Je mehr Hunde an einem Orte befindlich sind, und je unverhältnißmäßiger die Mehrzahl der Hundemännchen ist, desto häufiger ist die Gelegenheit zur Entstehung und

Verbreitung der Hundswuth. Wo hingegen keine andern als nöthige Hunde in verhältnißmäßiger Geschlechtszahl gehalten, und alle herrnlos herumlaufende Hunde nicht geduldet werden, da muß auch die Gefahr ihres Tollwerdens geringer sein. Jeder Eigenthümer eines Hundes muß eine sorgfältige Aufsicht auf denselben haben, um jede Krankheit sogleich zu bemerken. Das Königl. Preuß. Polizei=Ministerium hat dieserhalb für Berlin und andere Provinzen unterm 29sten Juni 1816, nach Aufhebung des Führens der Hunde an einer Leine, folgende zweckmäßige und ganz einfache Verordnung erlassen:

„Jeder Einwohner muß seinen Hund mit einem Halsbande versehen, auf welchem der Name des Eigenthümers und die Nummer seiner Wohnung bemerkt ist; ein so bezeichneter Hund kann auf die Straße und die öffentlichen Plätze mitgenommen werden. Hunde, welche ohne dieses Halsband herumlaufen, werden zu allen Zeiten von den Scharfrichterknechten eingefangen und ihrer Disposition überlassen. Auch die mit einem solchen Halsbande herrnlos herumlaufenden Hunde sollen zu jeder Zeit aufgegriffen, jedoch sogleich an den auf dem Halsbande bemerkten Eigenthümer, gegen Erlegung einer Fang=Prämie von Einem Thaler, abgeliefert werden, und den Scharfrichterknechten nur dann anheim fallen, wenn der Eigenthümer in der angegebenen Hausnummer nicht wohnt, oder die Fang=Prämie nicht erlegen will.“

Um zu verhüten, daß ein Hund von selbst, ohne Mittheilung, in die Hundswuth verfalle, muß er immer reinlich gehalten, seine Lagerstatt fleißig gefegt werden; er muß nicht nur vor starker Hitze, sondern auch vor strenger Kälte, besonders vor schneller Abwechselung beider, geschützt, und daher im Winter nicht unter dem heißen Ofen geduldet werden. Auch muß man die Hunde in großer Hitze nicht zu lange jagen lassen und hetzen, und hierbei so wenig als bei heftiger Kälte zum Zorne reitzen, auch von Befriedigung des Geschlechtstriebes nicht abhalten.

Im Sommer darf man Hunde nicht mit verdorbenem Fleische, oder aus bloßem Fleische bestehenden Futter nähren, an reinem und frischem Wasser müssen sie stets Ueberfluß haben, zuweilen gebadet und gewaschen, zottige Hunde aber jährlich zweimal geschoren werden.

Beissige böse Hunde, welche ohne besondere Veranlassung die Menschen anfallen und beißen, sind der Entstehung der Wuth mehr unterworfen, als andere, weshalb sie an der Kette liegen oder todtgeschlagen werden müssen. Auch bei alten Hunden über 8 Jahr soll die Hundswuth leicht entstehen, daher bei diesen um so mehr Vorsicht nöthig ist, wenn man sie nicht lieber ganz fortschaffen will.

Das Ausschneiden des sogenannten Tollwurms ist nutzlos, denn Hunde sind dieser Operation ungeachtet toll geworden.

Im Frühjahr und Herbste, nach der Begattungszeit, erscheint die Hundswuth am häufigsten. Sie entsteht dann wahrscheinlich auch nicht selten durch die Bisse, welche sich die Hunde, die um eine läufige Hündin kämpfen, erboßt beibringen; man beobachte daher die Hunde um diese Zeit am sorgfältigsten.

Katzen, denen man bald, nachdem sie Junge geworfen, diese alle weggenommen hat, werden aus Schmerz über ihren Verlust und durch den Reiz der nicht ausgesogenen Milch, leicht wüthend; man lasse ihnen daher wenigstens ein Junges.

Selbst der Biß höchst gereizter, in Zorn gebrachter oder vom Geschlechtstriebe aufgeregter Thiere kann schädlich werden, Wasserscheu, Starrkrampf oder andere lebensgefährliche Zufälle bewirken, weshalb man mit solchen Thieren sehr vorsichtig umgehen muß.

Bei andern Hausthieren bestehen die Kennzeichen ihrer herannahenden Wuth hauptsächlich darin, daß sie traurig werden, wenig oder gar nichts fressen noch saufen, und endlich das Wasser und alles Flüssige sichtbar verabscheuen. Kommt die Wuth zum völligen Ausbruche, dann finden sich auch die meisten Kennzeichen ein, die im folgenden Edict angegeben worden, und es ist für Menschen und Thiere die nämliche Gefahr vorhanden. Rindvieh, von einem tollen Hunde gebissen und angesteckt, frißt und säuft auffallend weniger, wird scheu, sieht sich wild um, erträgt kein starkes Licht, spitzt die Ohren, geht auch wohl auf die Menschen los, reibt die Stelle, wo es gebissen worden, geräth in Wuth beim Anblick eines Hundes, äußert sich aber gegen andere Thiere nicht. Steigt die Krankheit, so wird das Vieh kreuzlahm, geht mit Schwierigkeit, liegt meist und scheut das Saufen. Beim Eintritt der Wuth springt es auf, wird von Zuckungen befallen, brüllt anhaltend mit weitgestrecktem Halse, geifert viel, beißt in die Raufen und Krippen, auch wohl sich selbst, und scharrt mit den Vorderfüßen tiefe Löcher in die Erde.

Das Preußische Edict wegen des Tollwerdens der Hunde vom 20sten Februar 1797, worin die frühern Verordnungen über das Tollwurmschneiden aufgehoben und die über das Anlegen und Knittel der Hunde erneuert sind, giebt zugleich folgende Belehrungen und Vorschriften über die Kennzeichen der Hundswuth oder Tollkrankheit und über die dabei zu nehmenden Maaßregeln:

§. 1. Die Tollheit oder Wuth bei den Hunden läßt sich füglich in drei Grade eintheilen, und nach diesen drei verschiedenen Graden sind auch die Merkmale und Kennzeichen, welche der Wuth vorangehen, oder sie begleiten, verschieden.

Erster Grad der Wuth oder Kennzeichen, welche der wirklichen Wuth vorangehen.

Ein Hund wird wegen eintretender Wuth verdächtig, wenn er von seiner gewöhnlichen Freundlichkeit und Gefälligkeit etwas verliert, trauert, die Einsamkeit sucht, das Essen versäumt, oder nur jedesmal beriecht und stehen läßt; wenn er lange nicht säuft, auf den Ruf seines

Herrn zwar noch gehorcht, ihn noch erkennet, mit dem Schwanze gegen ihn wedelt, sich von ihm noch an den Ohren und am Schweife anrühren, streicheln oder auf den Arm nehmen läßt; noch zur Jagd oder zum Viehtreiben bewogen werden kann; aber alles träge, mürrisch oder gezwungen thut; wenn er gereizt wird, um sich beißt, wenn er überhaupt stiller wird, und ohne zu schlafen sich an dunkle Orte, gleichsam lichtscheu verkriecht, und denjenigen, der ihn von da hervorlocken will, wenn er auch sein vormaliger Gönner wäre, angrunzt, ohne jedoch zu bellen; wenn seine Augen trübe werden oder fließen; wenn er Ohren und Schweif hängen läßt, und endlich sich sprungweise auf alles hinwirft, was ihm aufstößt oder angeboten wird. Die eben erwähnten Zufälle machen ungefähr den ersten Grad der Wuth aus, allein sie geben noch keine völlige Gewißheit, daß dieselbe daraus entstehen werde, weil noch andere Krankheiten, denen der Hund unterworfen ist, bei ihm ähnliche Erscheinungen hervorbringen können. Doch aber erregen sie mit Recht gegründeten Verdacht der Wuth, besonders wenn mancherlei Nebenumstände diesen Verdacht unterstützen. Wenn z. B. diese Zufälle sich in einer sehr heißen Gegend, bei sehr trockenem Wetter, einer sehr schmachtenden Hitze, oder bei einer sehr strengen Kälte ereignen, wenn der Hund schlechte faule Nahrungsmittel bekommen, und es ihm ausserdem noch wohl am Trinken gefehlt hat; und endlich, wenn sonst eine Wahrscheinlichkeit obwaltet, daß er von irgend einem tollen Hunde gebissen oder verletzt worden ist. Man nennt diesen Grad der Wuth gewöhnlich die stille Wuth. Dieser erste Zeitraum der Wuth ist nicht allemal von gleich langer Dauer, zuweilen währet er nur eine kurze Zeit, von 12 bis 24 Stunden, zuweilen länger.

Zweiter Grad der Wuth.

In dem zweiten Grade der Wuth nehmen die erst gedachten Zufälle geschwind zu. Der Hund hört wenig oder nichts, es mag ihn rufen, wer da will; die Wuth nimmt zu, der Hund wird trauriger, seine Augen sind trüber, er fliehet vor Jedermann.

Der Durst quälet ihn, er strecket seine Zunge lechzend aus dem Munde und scheuet doch jedes Getränk, er leidet Niemand um sich, bellet selten, und wenn es ja geschiehet, mit heiserer Stimme, und versetzt jedem, der sich ihm nähert, seinen giftigen ansteckenden tödlichen Biß. Er kauet, von der Zunge fließt ihm ein zäher Speichel herab, der Mund schäumet, und stehet beständig offen. Die Krankheit wird jede Stunde wüthender; er läuft herum, fliehet vor seinem eigenen Herrn und fällt jeden an, der ihm in den Weg tritt. Anfangs läuft er langsam und bei wachsender Wuth schneller, mit gesenktem Kopfe, hängenden Ohren, mit abwärts, oft zwischen die Beine gezogenem Schweife. Sein Lauf ist unordentlich, zuweilen läuft er eine Strecke grade aus und dann kehrt er plötzlich um und läuft weiter, und das oft mit einer unglaublichen Geschwindigkeit; siehet er aber Wasser oder nur etwas Glänzendes, dem Wasser ähnliches, so fliehet er meistens eilends und ängstlich davon; jedoch ist letzteres Kennzeichen nicht ganz untrüglich, indem es auch Hunde giebt, welche oft schon während der Wuth annoch ins Wasser springen und durch dasselbe schwimmen.

Dritter und letzter Grad der Wuth.

Bei der höchsten und letzten Stufe der Wuth werden seine Augen feuerroth, und sind bald starr, bald drehen sie sich wild im Kopfe herum, und seine Zunge hängt ihm bleifarbig aus dem Munde. Gesunde Hunde, denen er begegnet, weichen ihm aus, bellen ihn nicht leicht an, oder verfolgen ihn wenigstens nicht; und wenn sie sich vor ihm nicht flüchten können, so widerstreben sie ihm doch nicht leicht, sondern legen sich zaghaft vor ihm nieder und suchen demselben zu schmeicheln. Endlich wird der Hund allmählig matter, sein gewöhnliches Laufen langsamer, schleichend und zuletzt taumelnd. Die Thränen laufen häufiger aus seinen Augen, die Haare sträuben sich empor, der Kopf hängt immer mehr und mehr; die Zunge wird schwarz und der Schaum im Munde vermehrt sich; er schnappt fortdauernd um, und beißt alles, was ihm vorkommt. Nun wirft er sich, oder stürzt öfters ermüdet zu Boden, hilft sich schwach wieder auf, und athmet schwer; endlich entstehen Zuckungen, unter welchen er fällt und stirbt. Zu bemerken ist aber, daß diese Krankheit nicht immer alle hier angegebene Stufen durchgehet. Nicht selten werden die Hunde bloß mit der stillen Wuth befallen, und sterben schon hieran im ersten Zeitraum der Krankheit, wohl schon am 2ten, 3ten oder 4ten Tage.

§. 2. Da aus den vorher beschriebenen Merkmalen der Wuth des Hundes ein jeder wissen kann, wenn die Wuth anfängt für Menschen und Thiere gefährlich zu werden, und diese Gefahr durch Tödtung des Hundes leicht abgewendet werden kann; so befehlen Wir hiermit: daß ein jeder Eigenthümer des Hundes oder derjenige, der ihn unter Aufsicht hat, es sey zur Fütterung oder Abrichtung, oder zu einer andern Absicht, den Hund bei Eintretung des ersten Grades der Wuth tödten soll; unterläßt er dieses, und der Hund entläuft bei dem zweiten Grade der Wuth, so soll der ausgemittelte Eigenthümer des Hundes, oder derjenige, der ihn unter Aufsicht gehabt, wenn der entlaufene Hund auch keinen Schaden anrichtet, blos für die Unterlassung des Tödtens, in zwanzig Thaler Strafe genommen, oder, im Falle er solche nicht bezahlen kann, mit vierwöchentlicher Festungs- oder Zuchthausstrafe belegt werden, und sollen gegen das unterlassene Todtschlagen des Hundes gar keine Entschuldigungen, auch nicht, daß er den Hund eingesperrt, oder an die Kette gelegt habe, oder daß er ihn habe curiren wollen, oder daß ihm der sogenannte Tollwurm genommen worden, oder wie sie sonst Namen haben mögen, gelten, und eine Minderung der vorerwähnten Strafe bewirken.

§. 3. Eben so soll auch vorgedachte Strafe statt haben, wenn jemand weiß, daß sein Hund von einem tollen Hunde gebissen worden, und er denselben sogleich zu tödten unterläßt. Ueberläßt er aber einen solchen Hund einem andern, wie solches öfters der Fall bei Hirten ist, so soll die Strafe dreifach erhöhet werden.

§. 4. Das Curiren der tollen Hunde wird, wegen der damit verknüpften Gefahr, bei ebenmäßiger Strafe verboten; es sey dann, daß ein Arzt, zur Erweiterung seiner Kenntnisse, einen Versuch damit machen wollte, der aber den Hund in einen festen eisernen Käfig sperren und für alle Gefahr haften muß.

§. 5. Richtet ein toller Hund durch seinen Biß Schaden an, so tritt alsdann, außer obiger Strafe, die Vorschrift des allgemeinen Gesetzbuchs ein, wonach die Ersetzung des Schadens oder eine zu leistende Genugthuung, von dem Eigenthümer des Hundes, oder dem, der ihn unter Aufsicht gehabt, nach dem Grade der Verschuldung und der Größe des Schadens durch richterliches Erkenntniß festgesetzt werden muß.

§. 6. Sobald ein Mensch von einem tollen, oder auch nur verdächtig scheinenden Hunde gebissen worden, so soll der nächste Angehörige oder Bekannte, oder wer zuerst davon unterrichtet ist, solches dem Kreis-Physico oder Chirurgo, im Fall aber ein anderer Arzt oder Chirurgus näher wohnet, denenselben anzeigen, welche wegen der Heilungsart bereits mit hinlänglichen Vorschriften versehen sind; wird dieses unterlassen, so soll derjenige, der es sich zu Schulden kommen lassen, nach Beschaffenheit der Größe des Schadens und der Verschuldung bestraft werden; ein gleiches soll auch in Ansehung der Thiere, welche das Vermögen der Menschen mit ausmachen, als Pferde, Rind-, Schaaf- und Schweine-Vieh, statt haben. —

Die Königliche Regierung zu Kleve hat unterm 30. Sept. 1816 folgende Bekanntmachung erlassen:

„Im Canton Kenipen hat sich der traurige Fall ereignet, daß ein junges Mädchen, nachdem es neun Wochen vorher von einem tollen Hunde gebissen worden, von der Wasserscheu befallen und auf eine bejammernswürdige Weise daran gestorben ist. Der Hund wurde, weil er, nach einem in dortiger Gegend häufig stattfindenden Vourtheile, mit einem Hubertusschlüssel gebrannt worden war, nicht für wirklich toll gehalten, und weil man nun aus dieser Ursache keine üblen Folgen befürchten zu dürfen glaubte, so unterblieb der Gebrauch der gehörigen Vorbauungsmittel gegen Ausbruch der Wasserscheu. Als diese demnach wirklich ausbrach, wandte man sich keinesweges an einen berechtigten Arzt, sondern verließ sich auf sogenannte Geheimmittel und zog erst nach mehreren Tagen einen Arzt zu Rathe, als es bereits zu spät war, und aller ärztlichen Mühe ungeachtet, das Leben der unglücklichen Person nicht mehr gerettet werden konnte. Wir sehen uns veranlaßt, diesen Fall zur allgemeinen Kunde zu bringen, weil aus demselben von der einen Seite aufs deutlichste die Unzuverlässigkeit des gewöhnlichen Brennens mit dem sogenannten Hubertusschlüssel, als eines Schutzmittels gegen den Ausbruch der Wasserscheu, hervorgeht, von der andern Seite aber derselbe einen wiederholten Beweis liefert, wie höchst gefährlich es sey, sich auf die von unbefugten Personen ausgegeben werdenden geheimen und andern Mittel gegen den tollen Hundsbiß zu verlassen, und daß man vielmehr in einem solchen unglücklichen Falle nicht eilig genug auf Herbeischaffung ordentlicher ärztlicher Hülfe Bedacht nehmen könne. —“

„Die Anwendung des glühenden Eisens zur Zerstörung des Giftes in einer von einem tollen Hunde gebissenen Wunde ist freilich in solchen Fällen, wo dieselbe statt finden kann, eines der vorzüglichsten Schutzmittel gegen die Wasserscheu. — Es ist dabei aber vollkommen gleichgültig, ob das Eisen, womit das Brennen der Wunde geschieht, die Gestalt eines Schlüssels habe oder nicht, wenn es nur vernünftig, und auf die verwundete Stelle selbst, in ihrem ganzen Umfange angewendet, auch die fernerweitig nöthige äußere und innere Behandlung dabei nicht versäumt wird. Ein höchst schädlicher Aberglaube ist es indessen, wenn man sich bloß damit begnügt, Menschen oder Thiere, welche gebissen worden sind, an einer von der Wunde mehr oder weniger entfernten Stelle des Körpers mit einem Hubertus- oder Petrusschlüssel zu brennen, und dabei alle vernünftige Mittel ausser Acht zu lassen. —"

„Eben so groß ist der Nachtheil, welcher aus dem Wahne entsteht, als könne Jemand, der mit einem solchen Schlüssel gebrannt worden, die Erscheinung der Wasserscheu bis auf einen gewissen Zeitraum, den man gewöhnlich bis zu vierzig Tagen annimmt, verschieben und hinaussetzen; indem es nicht an Beispielen gefehlt hat, daß leichtgläubige Personen in Dörfern und Städten, welche sich thörichterweise hierauf verlassen haben, noch während der Vorbereitungen zu ihrer Reise gestorben sind, weil die wahre ärztliche Hülfe darüber ganz versäumt wurde. —"

„Nicht weniger groß ist der Nachtheil, welcher aus dem Gebrauche der mancherlei geheimen und anderer für specifisch ausgegeben werdenden Mittel zur Verhütung der auf den tollen Hundsbiß folgenden Wasserscheu entspringt. Es giebt nicht leicht eine Gegend, wo nicht ein oder anderes Mittel dieser Art bekannt seyn, und der Besitzer desselben es nicht für untrüglich ausgeben sollte. Leider aber bietet eine traurige Erfahrung Fälle genug dar, wo der Gebrauch eines solchen Mittels ganz und gar nicht die gerühmte Wirkung geleistet hat, sondern der Gebissene, der sich desselben bediente, ein grausames Opfer seines blinden Vertrauens auf dessen Untrüglichkeit geworden ist, und seine Angehörigen, durch die fürchterlichen Erscheinungen, welche die ausgebrochene Wuth begleiten, und durch die nicht mit Worten zu beschreibende qualvolle Angst des unglücklichen Kranken aufs schmerzlichste ergriffen, es zu spät bereueten, für denselben nicht bei Zeiten die gehörige Hülfe bei einem sachverständigen Arzte gesucht zu haben. — Vorurtheile und Aberglauben lassen sich nur selten, und fast nie durch positive Gesetze ausrotten.“ —

„Um desto nöthiger ist es, durch zweckmäßige Belehrungen in dieser Hinsicht auf das Publikum zu wirken, und besonders solche Fälle zur belehrenden Warnung bekannt zu machen, aus welchen sich sowohl die Grundlosigkeit von vorgefaßten Meinungen, als auch die große Gefahr ergiebt, die aus manchen derselben entstehen können. Die Lehrer des Volks, die Herren Geistlichen und Schullehrer können hier sehr wohlthätig wirken, und ihnen muß es eine eben so angenehme als heilige Pflicht sein, in ihren Wirkungskreisen jede Gelegenheit zu benutzen, wo sie Vorurtheile bekämpfen und nützliche Kenntnisse verbreiten können, wie sich dieses überhaupt jeder gebildete Mensch und besonders jeder sich dazu eignende Beamte sehr gern wird angelegen sein lassen. —“

Dieses ist der Gesichtspunkt, welcher die Regierung zur Bekanntmachung des vorstehend erwähnten traurigen Vorfalles, zur Verhütung ähnlicher Ereignisse, veranlaßt hat. Allen unbefugten Personen bleibt es übrigens, wie dieses schon früher im Journal des Nieder- und Mittelrheins geschehen ist, aufs strengste untersagt, Mittel gegen die Hundswuth auszugeben. Dagegen wird das Publikum wohlmeinend erinnert, in allen Fällen, sobald Jemand das Unglück gehabt haben sollte, von einem tollen, oder auch nur verdächtigen Hunde gebissen zu werden, auf das schleunigste einen approbirten Arzt oder Wundarzt zu Rathe zu ziehen, indem die örtliche Behandlung der gebissenen Stelle, durch Auswaschen derselben, Scarificiren, befördertes Bluten der Wunde, Anwendung ätzender Mittel oder Ausbrennen derselben, und lang unterhaltene Eiterung, die Hauptsache bei der Kur ist, und von der schnellen Anwendung dieser Mittel, neben dem Gebrauch innerer Arzneien, nur allein Hülfe und Heilung zu erwarten ist.

Die Königl. Regierung zu Stralsund hat für ihren Bezirk unterm 5ten August 1818 Nachstehendes verfügt:

„Da die Erfahrung gelehrt hat, daß die wegen der Aufsicht über das Halten der Hunde erlassene Vorschriften keineswegs überall befolgt sind, auch die gegenwärtige Jahreszeit befürchten läßt, daß an manchen Orten Hunde von Tollheit befallen werden, welches nur unglückliche Folgen, die durch jene Vernachlässigung vermehrt werden müssen, haben kann; so finden wir uns bewogen, die von der vormaligen Regierung in dieser Hinsicht ergangene Verordnung vom 23. August 1815 mit einigen Abänderungen, wie folgt, zur genauesten Nachachtung einzuschärfen.“

1) „Es soll in Zukunft Niemand verstattet seyn, bei Tage oder bei Nachtzeit seine Hunde ohne Aufsicht oder frei, ausserhalb seines Hauses oder Gehöftes, umhergehen zu lassen. Alle, ohne Herren und Führer, oder ohne mit einem Maulkorbe versehen zu seyn, herumlaufende Hunde, sollen in den Städten von den Polizeidienern eingefangen, und ihren Eigenthümern nur gegen Erlegung einer Strafe von 32 Schilling zurückgegeben, auf dem Lande aber sollen alle dergleichen, oder ohne Knüppel herumlaufende Hunde sofort getödtet werden, und wenn dieselben in Königlichen sowohl als sonstigen Holzungen und Feldern betroffen werden, die bisherigen Eigenthümer der erstern ausserdem noch die, in dem Patent vom 13ten Juli 1723 bestimmte Strafe von 2 Rthlr. erlegen. Den ohne Herren herumlaufenden Hunden sind, mit alleiniger Ausnahme der Jagd- und Hühnerhunde, die sich auf ordentlicher Jagd befinden, und der Hirthenhunde während ihres nöthigen Gebrauchs, diejenigen gleich zu achten, welche ihren Herren aus dem Gesichte gekommen sind, wofür in den Städten eine Entfernung von 50 Schritten gel-

ten soll. Der Knüppel muß der Größe des Hundes angemessen seyn, und als Maulkorb genügt nicht ein einfacher um das Maul geschnallter Riemen, sondern es muß derselbe aus etwas von einander abstehenden Kreuzriemen bestehen, die das Maul zwar ganz umschließen, jedoch das Thier an dem Trinken und allenfalls an dem Genuß weicher Nahrungsmittel nicht hindern.“

2) „Alle diejenigen, welche zu nothwendigen Zwecken Hunde halten müssen, dürfen die dazu erforderliche Zahl nicht überschreiten. Notorisch Arme, welche aus öffentlichen Mitteln Unterstützung bekommen, dürfen solche überall nicht halten, dafern nicht besondere Gründe eine Ausnahme zuläßig machen. Die Fleischhauer sollen ihre Hunde nicht mit zur Fleischbank nehmen. Alle Polizeibehörden des Landes werden hierdurch beauftragt, sorgfältig über die Beobachtung dieser Vorschriften zu wachen, und die Contravenienten ernstlich zu bestrafen, die überflüssig gehaltenen Hunde aber sofort wegnehmen, und durch den Scharfrichter tödten zu lassen.“

3) „Bei sehr heißer, so wie bei sehr kalter Witterung, müssen die Hunde gänzlich eingehalten, böse und beissige Hunde aber zu keiner Zeit anders, als an Stricken geführt, oder mit Maulkörben versehen, ausgelassen werden. Ausserdem sollen dieselben als herrenlos betrachtet, sofort erschlagen, der Eigenthümer aber, wenn er ausfindig zu machen ist, noch besonders bestraft werden.“

4) „Jeder Eigenthümer eines Hauses oder derjenige, welcher den Hund unter Aufsicht hat, sey es zur Fütterung, Abrichtung oder zu einem andern Zwecke, hat denselben genau zu beobachten, und bei Verspürung der entferntesten Kennzeichen der eingetretenen Wuth, ihn sofort zu erschlagen, und wenigstens 2 Ellen tief, mit Beobachtung der sonst vorgeschriebenen Vorsichtsmaaßregeln, zu verscharren.“

Die Merkmale der Wuth sind in der am 4ten September 1788 publicirten Warnung und Unterricht fürs

Publikum, den Biß toller Hunde betreffend, so wie in der im Jahre 1815 von der vormaligen Regierung bekannt gemachten und vertheilten, für das nicht ärztliche Publikum bestimmten Abhandlung über die Hundetollheit und ihre Folgen, vom Professor Masius, sorgfältig angegeben, weshalb sich Niemand mit der Ungewißheit entschuldigen kann. Wer dennoch sich Nachlässigkeiten in diesem Stücke zu Schulden kommen läßt, soll nicht nur ernstlich bestraft, sondern auch zum Ersatz alles durch den tollen Hund entstandenen Schadens angehalten werden, und sollen gegen die unterlassene Tödtung des Hundes gar keine Entschuldigungen, z. B. daß derselbe eingesperrt, oder an die Kette gelegt, oder ihm der Tollwurm genommen worden, u. dgl. gelten."

5) „Sobald ein toller Hund wahrgenommen wird, müssen an dem Orte und in der Gegend, wo dies der Fall ist, alle Hunde ohne Ausnahme, bei Vermeidung von Geld- oder körperlicher Strafe, eingesperrt werden. Wie lange diese Einsperrung dauern soll, hat die Orts-Polizei-Behörde zu bestimmen. Unangebunden umherlaufende Hunde, selbst wenn sie mit Maulkörben oder Knüppeln versehen worden, werden dann erschlagen."

6) „Wenn ein herumlaufender toller Hund andere Hunde gebissen hat, so haben die Eigenthümer oder Aufseher der letztern, ohne die Anordnung der Obrigkeit zu erwarten, diese Hunde zu tödten, auch müssen alle andere Thiere, selbst das Federvieh, welche von tollen Hunden gebissen worden, sofort getödtet werden. Wer dies unterläßt, hat die nämliche Bestrafung zu gewärtigen, welche im 4ten §. angedeutet worden. Insonderheit wird Jedermann gewarnt, keine Versuche zur Curirung solcher gebissigen Thiere anzustellen, indem sie nicht nur gefährlich, sondern auch gewöhnlich fruchtlos bleiben. Die Behörden haben darauf zu sehen, daß solches unterbleibt, den Ungehorsamen aber den besondern Umständen gemäß zu bestrafen."

7) „Das Abledern, gleich wie die Benutzung der Felle, Haare oder Federn der an der Wuth verstorbenen, oder wegen des Bisses eines tollen Hundes getödteten Thiere, ist durchaus unzulässig, indem das Gift der eigenen oder fremden Wuth auch in den Haaren und auf andern Theilen des Körpers verbreitet seyn, und also durch das Abledern und die Benutzung solcher Theile sehr leicht mitgetheilt werden kann. Es müssen vielmehr dergleichen Thiere, mit den Fellen, Haaren und Federn, wenigstens 2 Ellen tief eingescharrt, und mit Kalk bedeckt, auch nicht mit bloßen Händen, sondern nur mit Instrumenten gehandhabt, die Hände aber bei dem Geschäft des Transports mit Handschuhen bedeckt und diese mit in die Grube geworfen oder verbrannt werden. Die Nichtbeachtung dieser Vorschrift soll nach dem höhern oder geringern Grade der Schuld auf das ernsthafteste bestraft werden, und namentlich Niemand bei 10 Rthlr. Strafe oder angemessener körperlicher Strafe, solch todtes Vieh ins Wasser werfen dürfen."

8) „Hat Jemand das Unglück gehabt, von einem wirklich oder nur dem Anscheine nach tollen Hunde gebissen zu werden, so müssen sogleich alle dienliche Mittel angewandt werden, um den besorglichen traurigen Folgen vorzubeugen. Dazu ist erforderlich, daß sofort ein erfahrner und approbirter Arzt, oder in dessen Ermangelung ein ordentlicher Wundarzt zu Rathe gezogen werde. Wo solche nicht bald zu haben, müssen vorläufig diejenigen Mittel angewandt werden, welche in den vorerwähnten Abhandlungen empfohlen sind. Ist es zweifelhaft, ob der Hund, der einen Menschen gebissen hat, wirklich toll gewesen, so muß man suchen, denselben einzufangen, wenn es ohne Gefahr geschehen kann, weil es nicht an Beispielen fehlt, daß schon die Furcht, von einem tollen Hunde gebissen zu seyn, die Hundswuth hervorbringt, welchem vorgebeugt werden kann, wenn sich ergiebt, daß der beissende Hund nicht toll gewesen ist."

9) „Alle Kleidungsstücke, Betten, Lagerstätten, und andere Geräthschaften, deren sich ein von einem wüthenden Hunde gebissener, und mit der Wuth wirklich befallener Kranker während seiner Krankheit bedient hat, desgleichen die Kleidungsstücke, die ein wüthender Hund berührt haben möchte, selbst wenn diese letztern nicht wirklich gebissen worden, müssen verbrannt oder tief in die Erde verscharrt und mit Kalk überschüttet werden."

10) „Die auf Contraventionen im Vorstehenden angeordneten oder von der Polizei erkannten Geldstrafen sollen zu Prämien für diejenigen, welche bei Tödtung toller Hunde sich thätig beweisen, oder die Contraventionen denuncirt haben, verwandt werden."

Die Königl. Regierung zu Köln hat unterm 12. Juni und 9. October 1818 folgende Vorsichtsmaßregeln gegen tolle und beissige Hunde bekannt gemacht.

„Zu möglicher Verhütung der den Einwohnern in der Verletzung durch tolle und beißige Hunde drohenden Gefahren, halten wir es für nöthig, die deshalb bestehenden Polizeivorschriften in Erinnerung zu bringen, näher zu bestimmen, und zu verschärfen. Wir verordnen daher Folgendes:"

§. 1. „Zur Beschränkung der übermäßigen Anzahl von entbehrlichen Hunden, und um durch deren vorherige Besichtigung einige Gewißheit über ihren Gesundheits-Zustand zu erlangen, können in den Städten, oder wo sonst die örtlichen Verhältnisse die Anwendung gestatten, nach zuvor von uns einzuholender Genehmigung, sogenannte Sicherheitsbleche und andere Eigenthumszeichen eingeführt, und die Eigenthümer von Hunden verpflichtet werden, dergleichen Zeichen zu lösen, und ihre Hunde damit zu versehen. Der Erlös aus denselben dient zur Bestreitung der Kosten, welche das Tödten herrenloser Hunde verursacht; ein etwaniger Ueberschuß mag der Ortsarmenkasse zu Gute kommen."

§. 2. „Denjenigen, welche auf irgend eine Weise aus Wohlthätigkeitsfonds unterstützt werden, ist das Hundehalten verboten; wer dawider handelt und die unumgängliche Nothwendigkeit nicht erweiset, verliert allen Anspruch auf fernerweite Unterstützung."

§. 3. „Jeder Hund, welcher zu irgend einer Zeit, ohne Aufsicht und Begleitung auf den Straßen und Wegen, oder im Felde, oder da, wo Sicherheitsbleche eingeführt worden sind, ohne solches angetroffen wird, soll als herrenlos betrachtet und von den Förstern, Polizeidienern, Gensd'armen, Feld- und Flurenschützen und Nachtwächtern, welchen desfalls von den Orts- und zunächst vorgesetzten Behörden besondere Anweisung zu ertheilen ist, unnachsichtlich eingefangen und an die Wasenmeister oder Abdecker zur Tödtung abgeliefert, oder todtgeschossen, oder von den Wasenmeistern und Abdeckern selbst eingefangen und niedergeschlagen, ein herumschweifender, der Wuth verdächtiger Hund aber mit Vorsicht eingefangen und das Weitere nach §. 15 angeordnet werden. Für das Tödten und Verscharren eines herrenlosen Hundes kann eine von den Localbehörden nach Umständen näher zu bestimmende Vergütung aus Gemeindemitteln geleistet werden, im Fall dazu durch die nach §. 1 getroffene Einrichtung kein besonderer Fonds vorhanden ist."

§. 4. „Während der Dauer der heißesten Jahreszeit, in der Regel nämlich vom 1sten Juli bis letzten August, sollen alle Hunde von Morgens sieben bis Abends sieben Uhr, und bei Nacht eingesperrt und festgelegt, oder doch nur an kurzen Stricken und Riemen geführt, und blos Morgens von 5 bis 7, so wie Abends von 7 bis 9 Uhr unter Aufsicht frei gelassen, die ausser dieser Zeit unangebunden umherlaufenden Hunde aber todtgeschlagen werden. Die Maaßregel des Einsperrens und Festlegens oder Leitens aller Hunde, welche der Tödtung nicht preisgegeben werden, muß auch bei sehr kalter Witterung, oder wenn im Orte oder der Umgegend bereits tolle Hunde wahrgenommen sind, auf vorhergegangene Bekanntmachung und Zeitbestimmung der Orts-Polizei-

Behörde stattfinden. Allein den Jägern, Hirten und Metzgern wird wegen des wirklichen Gebrauchs ihrer Hunde eine Ausnahme gestattet."

§. 5. „Landleute dürfen ihre Hunde weder ausserhalb ihres Gehöftes herumlaufen lassen, noch sie mit sich aufs Feld nehmen, sondern müssen selbige bei Tag und Nacht an Ketten legen, oder mit, der Größe der Hunde angemessenen, Knitteln behangen."

§. 6. „Hunde, welche bei Buden und Hökerkarren auf Märkten und Straßen, so wie solche, welche bei Fuhrmannsgeschirr und Lohnkutschen gehalten werden, sind auf oder unter den Buden, Karren und Wagen so anzubinden, daß sie die Vorübergehenden nicht erreichen können."

§. 7. „Jagdhunde, wenn sie nicht zum Jagen, Schäfer- oder Metzgerhunde, wenn sie nicht zum Treiben des Viehes gebraucht werden; überhaupt alle Bullenbeißer, Hetz- und Fanghunde sollen, vorzüglich innerhalb der Ortschaften, mit starken Maulkörben versehen, in sehr heißen Tagen aber gefahrloser an Stricken geführt werden. Desgleichen müssen Hunde, deren man sich zum Ziehen bedient, in den Ortschaften, ehe sie eingelassen werden, und auf öffentlichen Plätzen, wo verweilt wird, mit Maulkörben versehen, oder gleich ausgespannt werden."

§. 8. „Contraventions-Fälle gegen die Bestimmungen der §§. 4. bis 7., werden außer dem im §. 4. schon verhängten Präjudiz des Tödtens der Hunde, und neben den zu leistenden Schadloshaltungen, mit einer Geldbuße von 1 bis 2 Thlr., wenn kein Schaden oder Unglück verursacht ist, und von 2½ bis 4 Thlr. pr. Courant, wenn die Verletzung eines Menschen, oder einem Dritten zugehörigen Thieres statt gefunden hat, oder mit verhältnißmäßigem Gefängniß bestraft."

§. 9. „Eine gleiche Strafe trifft diejenigen, welche ihre Hunde anhetzen oder nicht zurückhalten, wenn sie die Vorübergehenden anfallen oder verfolgen."

§. 10. Die Polizeiofficianten, Gensd'armen, Gast- und Schenkwirthe, so wie die Thorschreiber und Barrier-Empfänger sind, bei eigener Vertretung verpflichtet, die ankommenden und einkehrenden Fremden, welche Hunde bei sich führen, auf obige Vorschriften aufmerksam zu machen.

§. 11. Die Localpolizei-Behörden haben den Besitzern von Hunden von Zeit zu Zeit zu empfehlen, daß sie ihnen Schutz gegen große Hitze und strenge Kälte, und eine gesunde reinliche, wenigstens unverdorbene Nahrung gewähren, sie insonderheit mit frischem Getränk versehen, bösartige alte oder kranke Hunde entweder auf eigene Gefahr einhalten oder aus der Welt schaffen, und läufige Hündinnen im Hofe halten, jedoch baldigst belegen lassen. —

§. 12. Wenn während der heißen Jahreszeit ein Hund erkrankt, so muß derselbe, bei der im §. 8. bestimmten Strafe, sobald der geringste Verdacht des Tollseins obwaltet, auf der Stelle getödtet, oder davon bei der Polizeibehörde zur nähern Untersuchung Anzeige gemacht werden.

§. 13. Wenn sich ein wirklich rasender oder der Tollheit im hohen Grade verdächtiger Hund blicken läßt, so hat jede Ortsbehörde sogleich dafür zu sorgen, daß demselben mit gewaffneter Hand nachgesetzt werde, und die Kunde davon, unter Bezeichnung des Hundes, durch Eilboten oder etwa zu verabredende Lärmzeichen den benachbarten Ortschaften zukomme.

§. 14. Wird ein solcher Hund getödtet oder eingefangen, so ist unter augenblicklicher Anzeige der dieses Ereigniß begleitenden Umstände, durch die landräthliche Behörde bei uns auf eine angemessene Belohnung dessen, welcher die Gefahr abwendet, anzutragen. Hat der Hund bereits Bisse an Thieren oder gar an Menschen verübt, so muß man, wenn es irgend geschehen kann, seiner lebendig habhaft zu werden suchen, wofür eine verhältnißmäßige höhere Prämie bewilligt werden wird.

§. 15. Der getödtete Hund muß, unter Vermeidung aller Berührung mit bloßen Händen, 5 Fuß tief mit der Haut, an einem abgelegenen Orte in die Erde verscharrt, mit Kalk überschüttet, oder mit Steinen überdeckt, und alles, was er berührt, oder worauf er gelegen hat, verbrannt oder ausgeglüht werden. Die Ortsbehörde ist strenge verantwortlich, und hat sich hierüber bei der landräthlichen Behörde durch ein bei jedem Vorfall der Art aufzunehmendes Protocoll auszuweisen. Der lebendig eingefangene Hund ist dagegen mit der größten Sorgfalt zu verwahren, bis, zur etwanigen Beruhigung der Verletzten und deren Verwandten, von ärztlichen Personen ausgemittelt seyn wird, ob der Hund wirklich wüthend sey oder nicht.

§. 16. Das von einem tollen Hunde gebissene Vieh, soll sogleich in einem verschlossenen Stalle bewahrt und angelegt werden, und der Eigenthümer dasselbe entweder sogleich von einem Thierarzt behandeln oder tödten lassen.

§. 17. Alle, welche den Bestimmungen gegenwärtiger Verordnung zuwider handeln, sollen vor das Polizeigericht gezogen und in die festgesetzten Strafen verurtheilt werden. —

§. 18. Eine Beschreibung der Ursachen und Kennzeichen der Tollwuth der Hunde, so wie das Vorbeugungsmittel gegen dieselbe und deren Folgen, nebst einer Anleitung zur Behandlung der beschädigten Personen, wird noch ausgearbeitet und alsdann ebenfalls bekannt gemacht werden.

§. 19. Die landräthlichen sowohl wie die Ortsbehörden haben obige Verordnung sofort auf jede zweckdienliche Weise zur allgemeinen Kunde zu bringen und in Vollzug zu setzen, auch auf Befolgung derselben streng zu halten, und die dazu erforderlichen besondern Anordnungen zu treffen.

Der von uns bekannt gemachten Verordnung vom 12. Juni d. J. die Vorsichtsmaaßregeln zur Vermeidung der Unglücksfälle durch tolle oder beißige Hunde betreffend, finden wir uns veranlaßt, folgende nähere und ergänzende Bestimmungen hinzuzufügen.

ad §. 1. Die Einführung der Sicherheitsbleche oder Eigenthumszeichen, soll allgemein geschehen, und binnen 3 Wochen in Ausführung gebracht werden. Diese Zeichen sollen in, von der Ortspolizei näher zu bestimmenden Perioden, gegen Entrichtung der Gebühr, erneuert werden.

ad §. 3. Nach Ablauf dieser Zeit wird jeder damit nicht versehene Hund, welcher aus dem Hause des Herrn frei herumlaufend angetroffen wird, als herrenlos angesehen. Der Preiß für die Sicherheitsbleche darf nicht über 6 Gr.; die Prämie für das Tödten herrenloser Hunde nicht über 16 Gr. festgesetzt werden, kann jedoch nach Ortsverhältnissen auch weniger als diese Sätze betragen. — Die Festsetzung innerhalb dieser Schranken geschieht von den Ortsbürgermeistern, in der Stadt Cöln von dem Polizei-Präsidio. Der erweisliche Eigenthümer des als herrenlos ergriffenen Hundes ist gehalten, die Prämie für das Tödten desselben zu erstatten.

ad §. 8. Die hier festgesetzten Strafen finden nur in solchen Fällen Anwendung, wo die bestehenden Gesetze nicht eine größere Strafe festgesetzt haben. Wo statt der Geldbuße, Gefängnißstrafe eintritt, ist solche statt der Geldbuße von 1 bis 2 Thlr., auf 1 bis 2 Tage, statt der von 2½ bis 4 Thlr. auf 4 bis 5 Tage zu bestimmen.

ad §. 12. Jeder Eigenthümer oder Aufseher eines erkrankenden Hundes ist, besonders wenn die Krankheitszeichen mit denen des ersten Grades der Wuth Aehnlichkeit haben, bei der im §. 8. festgesetzten geringeren Strafe, gehalten, denselben nicht bloß an eine Kette zu legen, sondern auch an einen solchen Ort zu bringen, wo man ihn von außen beobachten, und wo er, von der Kette losgerissen, nicht entkommen kann. Treten die Merkmale des ersten Grades der Wuth ein, so muß der Hund, bei der ebendaselbst festgesetzten höhern Strafe, entweder sogleich getödtet, oder der Polizeibehörde, bei Verwahrung desselben unter Verantwortlichkeit des Eigenthümers davon Anzeige gemacht werden. Ist der Hund bereits im zweiten Grade der Wuth, so findet der Artikel 459 des Strafgesetzbuches Anwendung. Gleiche Obliegenheit unter gleicher Strafe haben Eigenthümer oder Aufseher, wenn der Hund von einem tollen, oder auch nur der Tollheit verdächtigen Hunde gebissen worden.

ad §. 15. Versuche, den Tollbiß zu curiren, stehen nur approbirten Aerzten oder Thierärzten zu, welche alsdann die Verbindlichkeiten des Eigenthümers übernehmen, und die Ortspolizei-Behörde von ihrem Vorhaben in Kenntniß setzen müssen. — In der Regel muß ein solcher Hund in einem eisern Käfig aufbewahrt werden.

Wer als nicht approbirter, mit obrigkeitlicher Erlaubniß zu praktiziren versehener Arzt oder Thierarzt dergleichen Heilungsversuche angestellt zu haben überwiesen wird, soll, als der schädlichsten Art von Quacksalberei schuldig bestraft werden.

ad §. 18. Die in diesem §. verheißene Beschreibung der Ursachen und Kennzeichen der Tollwuth der Hunde, so wie der Vorbeugungsmittel gegen dieselbe und deren Folgen, nebst einer Anleitung zur Behandlung der beschädigten Personen, ist in einer besondern Beilage in dem heutigen Amtsblatt abgedruckt, daher die Entschuldigung der Unwissenheit in Betreff dieser Gegenstände nunmehr gänzlich wegfällt. — Die Herren Bürgermeister wollen diese Belehrung nach Befinden der Umstände von Zeit zu Zeit in Erinnerung bringen. — Ueberdem wird deren Benutzung und Sorgfalt für deren Verbreitung insbesondere sämmtlichen Herren Schullehrern unsers Regierungsbezirks nachdrücklich empfohlen.

Belehrung von den Ursachen und Kennzeichen der Hundswuth, und den Vorbeugungsmitteln gegen dieselbe, nebst einer Anleitung zu Behandlung der beschädigten Personen, vom 9. Okt. 1818.

§. 1. Das Wesen dieser furchtbaren Krankheit, welches einige in den Nerven, andere in einem entzündlichen Zustande, besonders des Herzens, suchen, ist noch unbekannt; selbst die entfernteren Ursachen der Entstehung der Wuth der Hunde sind noch höchst zweifelhaft. Da es indessen scheint, daß ein hoher Grad von Hitze und Kälte, plötzlicher Uebergang aus der einen in die andere, Mangel des Getränks, und vorzüglich auch nicht befriedigter Geschlechtstrieb vieles dazu beitragen, so wird sich jeder Besitzer von Hunden gewiß angelegen seyn lassen, die sich hierauf beziehenden Vorschriften im §. 11. der Verordnung vom 12ten Juni d. J. genau zu befolgen.

(Hier folgen §. 1 — 5. des Edikts vom 20sten Febr. 1797, s. oben S. 50.)

§. 3. Das Gift eines tollen Hundes sitzt vorzüglich in dem Speichel oder Geifer, und es steckt so leicht an, daß auch die kleinste Verletzung von einem tollen Hunde, sogar die bloße Verunreinigung der Haut mit dem Geifer desselben, die Wasserscheu hervorbringen kann. Die Gefahr ist gleich groß, ob Jemand tief oder stark gebissen, oder nur leicht geritzt worden, ob die Bißwunde blutet oder nicht, und weder die Kleinheit der Wunde, noch das leichte Zuheilen derselben, und das Wohlbefinden nach dem Biß, darf abhalten, gleich vom Anfang an die nöthige Hülfe zu suchen. Die Zeit, nach welcher von tollen Hunden gebissene Menschen und Thiere vor dem Ausbruche der Wuth gesichert sind, ist ganz unbestimmt, doch erfolgt dieselbe gemeiniglich, vor dem 40sten Tage.

§. 4. Wenn daher ein Mensch von einem tollen Hunde oder anderm wüthenden Thiere verletzt worden ist, so muß er sofort ärztliche Hülfe suchen. Wäre dieses jedoch nicht möglich, befände er sich z. B. auf freiem Felde, so muß er die Wunde oder den Ritz, oder die begeiferte Stelle mit seinem Urin aus= oder abwaschen. Er darf aber nicht die Wunde aussaugen, denn das Aussaugen einer so giftigen Wunde kann leicht eben so gefährlich werden, als die Wunde selbst; auch darf er nichts thun um das Blut zu stillen; er muß vielmehr die Wunde nicht allein ruhig ausbluten lassen, sondern das Bluten derselben auch zu befördern suchen, denn oft wird das Gift dadurch wieder ausgespühlt. Hierauf muß sich der Verletzte nach dem nächsten Orte begeben; aber eher langsam als geschwind gehen, denn durch starke Bewegung dringt das Gift nur tiefer in den Körper ein.

§. 5. Trifft er auf seinem Wege Wasser an, so muß er die Wunde auswaschen, oder wenn es geschehen kann, den ganzen gebissenen Theil und alle Stellen des Körpers, von denen er nicht gewiß weiß, ob sie nicht unmerkliche Ritzen von den Zähnen des Hundes bekommen, oder von ihm begeifert worden sind, in dem Wasser baden und abwaschen.

§. 6. An Ort und Stelle angelangt, läßt er sogleich eine Handvoll Salz und 3 Eßlöffel voll schwarze Seife in 1 Maaß warmen Wassers auflösen, und die Wunde damit so lange abwaschen, bis der herbeigerufene Arzt und Wundarzt ankommen. Das zum Auswaschen gebrauchte, mit dem Gifte verunreinigte, Leinen muß nach jedem Auswaschen der Wunde verbrannt und mit frischem vertauscht werden; das dazu gebrauchte Wasser ist auszuschütten.

§. 7. Ist die Wunde durch einen Handschuh, Strumpf, Stiefel, Schuh oder anderes Kleidungsstück gedrungen, oder hat der Hund auch an andern Kleidungsstücken gezerrt oder sie begeifert, so müssen diese behutsam, so daß diese Stellen, woran der Geifer klebt oder kleben kann, nicht die bloße Haut berühren, ausgezogen und verbrannt, oder an einem entlegenen Orte so tief in die Erde gescharrt und mit Steinen bedeckt werden, daß sie kein Thier ausscharren, und kein Wasser ausspülen kann.

§. 8. Hört die Wunde auf zu bluten, so wird dieselbe mit schwarzer Seife ausgefüllt, und ein Stückchen Leinen darüber gelegt; wäre in der nächsten Apotheke spanisch Fliegenpulver oder Pflaster zu haben, so ist das Einstreuen und Auflegen derselben noch vorzuziehen.

§. 9. Wäre die Wunde aber sehr tief und groß, und verlöre die gebissene Person so viel Blut, daß sie davon ohnmächtig würde, so löset man 2 Eslöffel voll Salz, in einem halben Maaß Essig auf, befeuchtet damit vierfach zusammen gelegte Stücken Leinen, stopft die Wunde damit aus, und bindet sie zu. Zugleich legt man zwei Zoll über der Wunde ein breites Band ganz fest an, läßt den Kranken sich ruhig halten, und giebt ihm mit Essig gesäuertes kaltes Wasser oft zu trinken.

§. 10. Nach diesen Veranstaltungen kann die verletzte Person, vorläufig ohne Sorgen seyn. Sie muß nur nichts Hitziges trinken oder essen, z. B. keinen Brandwein, Wein oder Kaffee, sondern Haferschleim, Wasser mit Essig oder Milch genießen. Die Stube worin sich der Kranke befindet darf nicht warm, noch mit vielen Menschen angefüllt seyn, man muß verhüten, daß ihm keine schreckhafte Geschichten von ähnlichen Unglücksfällen erzählt werden, sondern wer mit ihm spricht, muß ihm Muth einsprechen und gute Hoffnung geben.

§. 11. Wenn endlich der Wundarzt ankommt, so muß die verletzte Person seinen Hülfsleistungen, so schmerzhaft sie auch seyn mögen, nicht widerstreben, sondern vielmehr alles thun und alles geschehen lassen, was er zur Rettung ihres Lebens für nöthig findet.

§. 12. Wenn nach einiger Zeit in einer von einem tollen Hunde oder andern wüthenden Thiere gebissenen Wunde ein ungewöhnlich juckender Schmerz und Geschwulst entsteht, wenn die Wunde da wo sie zu heilen schien, wieder anfängt aufzubrechen, und zu nässen, oder wenn die gebissene Person in der geheilten Wunde ein Jucken, Reißen und Wehethun empfindet, das zuweilen das ganze Glied einnimmt; wenn die Narbe der Wunde anfängt zu schwellen, und dunkelroth oder bläulicht zu werden, oder wenn die Wunde von selbst wieder aufbricht, und eine dünne übelfarbige, scharfe Feuchtigkeit von sich giebt, so sind dieses Zeichen, welche vermuthen lassen, daß das Hundswuthgift nicht völlig aus dem Körper heraus ist, sondern bis jetzt in ihm verborgen lag, und neu anfängt auszubrechen.

§. 13. Mit diesen Zufällen an der Wunde ist insgemein auch ein stumpfer Schmerz verbunden, der sich von dem verletzten Gliede, gegen den Nacken, Hals und Kopf zieht; die Person wird traurig, kleinmüthig, träge, sucht die Einsamkeit, spricht wenig, ist ärgerlich oder furchtsam, gähnt und seufzt oft, fröstelt, hat Beklemmungen in der Brust, kann nicht schlafen und hat schreckhafte Träume. Zuweilen aber hat der Kranke weder Schmerzen, noch bemerkt er sonst eine Veränderung in der Wunde oder an dem gebissenen Theil, sondern es wird ihm plötzlich und ohne Veranlassung, oft aber auch nach einem Fehler in der Lebensordnung, nach Erhitzung, nach einem Schrecken oder einer andern Gemüthsbewegung, schleimicht oder trocken im Munde, und er fühlt beim Trinken eine besondere Beängstigung, er möchte wohl, kann aber nicht trinken, und hat beklommenen Athem, Frost und Hitze.

§. 14. In beiden Fällen ist kein Augenblick zur Hülfe zu versäumen, man muß eiligst den zunächst wohnenden Arzt und Wundarzt rufen lassen, bis einer von beiden ankommt, aber, um das Gift aus dem Körper nach der äußern Wunde zu ziehen, zerriebenen Meerrettig oder gequetschte scharfe Zwiebeln auf die Wunde legen.

Noch besser ist es, behutsam und nicht tief, sondern

bloß auf der Oberfläche der Narben der Wunde mit kleinen, vermittelst einer scharfen Messerspitze gemachten Einschnitten, sogleich an sehr vielen Stellen aufzuritzen, das Bluten dieser flachen Ritzen durch Baden des Gliedes in lauem Wasser zu befördern, und wenn sie ausgeblutet, wie oben angegeben, mit schwarzer Seife, oder spanisch Fliegenpulver und Pflaster zu verbinden. Hiernach läßt man den Kranken viel Fliederblüthenthee mit etwas Essig trinken. Zugleich muß dem Ortsvorstand von dem Befinden des Kranken Nachricht gegeben werden.

§. 15. Niemals, selbst wenn die heftigen Zufälle der Hundswuth ausbrechen, als ein wilder, drohender, starrer Blick, glänzende große Augensterne, höchster Abscheu gegen alles Getränk, und gegen alles was glänzt oder hellfarbig ist, Zähneknirschen, Irrereden, große und bis zur Raserei steigende Unruhe, Zuckungen, Geifer und Schaum vor dem Munde, Drang nach andern zu spucken, darf man den unglücklichen Kranken nicht hülflos verlassen, sondern man muß ihm verständige, herzhafte und wachsame Wärter zugeben, und wenn er sich ganz rasend zeigt, muß er auf eine schickliche Art mit Leintüchern um den Leib, mit den Händen und Füßen an das Bette befestigt werden. Jedoch müssen wenigstens zwei Personen beständig zu des Kranken Beobachtung und Pflege gegenwärtig bleiben, welche die ärztlichen Vorschriften strenge zu befolgen haben.

§. 16. Die Wärter eines solchen Kranken haben bei gehöriger Sorgfalt keine Gefahr für sich selbst zn befürchten, denn bei den meisten wasserscheuen Kranken hat man den Hang, nach den ihnen sich nahenden Personen zu beißen, gar nicht wahrgenommen, und wenn er ja einen seiner Wärter anspucken sollte, so kann man ohne Gefahr den Speichel von der Stelle des Körpers, worauf er fiel, wieder abwaschen. Der Athem des Kranken ist nicht ansteckend, und wenn die Wärter beständig Handschuhe anhaben, und nichts, was der Kranke an den Mund gebracht, oder sonst verunreinigt hat, z. B. Löffel, Schüsseln, Schnupftücher ꝛc. mit bloßen Händen berühren, so können sie ihre Pflicht, ihrem unglücklichen Nebenmenschen beizustehen, und ihm seine Qualen nach Möglichkeit zu lindern, mit Sicherheit und ohne ängstliche Furcht erfüllen.

§. 17. Sollte der Kranke sterben, so muß zwar mit der Beerdigung geeilt werden, jedoch darf solche nicht vor Ablauf von 24 Stunden geschehen. Es ist dafür zu sorgen, daß der Körper des Todten, so gekleidet, wie er starb, ungewaschen und ungereinigt, mit möglichster Vorsicht von dem Sterbelager genommen, in ein Bettuch gewickelt, sobald wie möglich in den Sarg gelegt, und bis zur Beerdigung bewacht werde. — Die Leiche darf nicht nach dem Kirchhof getragen, sondern muß dahin gefahren, in ein 6 Fuß tiefes Grab gelegt und, bevor die Erde darauf geschüttet, mit einem Fuß hoch lebendigen Kalk belegt werden. Alles, worauf der Kranke während der Wasserscheu gelegen, oder was er mit seinem Speichel oder dergl. besudelt haben kann, ist an einem abgelegenen Ort zu verbrennen; das Bettgestell und die Stubendiehlen sind mit ungelöschtem Kalk oder mit unausgelaugter Asche zu reinigen, wohl abzuhobeln und die Späne zu verbrennen, die Wände der Stube frisch auszuweißen, und alle vom Kranken gebrauchte Geräthschaften wieder auszuglühen.

Das Königl. Ministerium der Medicinal-Angelegenheiten macht den Provinzial-Behörden eine neue Ansicht der Wasserscheu bekannt, den 5. Nov. 1821.

Die Königl. Regierung erhält in der Anlage Abschrift eines Aufsatzes aus Rust's Magazin für die gesammte Heilkunde Bd. 10. Heft 1., eine neue Ansicht hinsichtlich der Theorie und Behandlung der Hundswuth, mit der Aufforderung, die Aerzte, besonders Physiker und

Kreischirurgen ihres Departements hiervon in Kenntniß zu setzen, und ihnen aufzutragen, daß sie auf die in Rede stehenden Erscheinungen bei vorkommenden Fällen ihre volle Aufmerksamkeit richten, und von dem Beobachteten, besonders bei Gelegenheit der Quartal-Medicinalberichte, der Königl. Regierung Anzeige machen. Zugleich ist ihnen jedoch bemerklich zu machen, daß es keineswegs in der Absicht des Ministerii liegt, die bisher vorgeschriebene Behandlung gebissener Personen deshalb außer Acht zu lassen, oder um eine reine Beobachtung über den Grund oder Ungrund der Marochettischen Behauptung zu machen, irgend Jemanden deshalb der Gefahr des Ausbruches der Wasserscheu wirklich auszusetzen. Die Medicinal-Beamten sind im Gegentheil anzuweisen nebst der Anwendung der Genista lutea tinctoria (die nie schaden wird, und leicht jedes andere innere Vorbauungsmittel ersetzen dürfte) und einer sorgfältigen Beobachtung des Gebissenen, ob sich unter der Zuuge zu beiden Seiten an den Kanalmündungen der Glandula submaxillar. die bezeichneten Knötchen wirklich vorfinden oder nicht, die gewöhnliche Localbehandlung der Bißstelle gar nicht außer Acht zu lassen. Denn wenn es auch von der einen Seite wahr ist, daß durch diese die Zerstörung des Giftes an der Bißstelle beabsichtigende Localbehandlung gerade die Erscheinung unter der Zunge aufgehoben werden kann, so ist doch von der andern Seite nicht zu leugnen, daß durch eine zweckmäßige Localbehandlung ganz allein jedem Ausbruche der Wasserscheu am sichersten vorgebeugt werden kann, und daß daher diese Behandlung nie außer Acht gelassen werden darf, sondern überall, wo sie nur irgend anwendbar ist, den Hauptgegenstand der ganzen Behandlung ausmachen muß. Da es überdies Fälle genug geben wird, in welchen die Local-Behandlung anfänglich aus Unkunde verabsäumt, oder nicht gehörig und kräftig genug eingeleitet worden ist, oder sie wegen besonderer Localität der Bißstelle nicht zweckmäßig und hinreichend schützend angewendet werden konnte, so wird es auch den Aerzten an Fällen nicht fehlen, die für die Marochettische Behandlung vorzugsweise passen, und bei denen sich auch reine Beobachtungen hierüber werden anstellen lassen. —

(Aus Rusts Magazin für Heilkunde B. 10. H. 1. über die Heilung der Wasserscheu.)

„Als Herr Marochetti, Operateur bei einem Hospital in Moskau, sich im Jahre 1813 in der Ukranie aufhielt, ersuchte man ihn eines Tages, 15 Personen, die von einem tollen Hunde gebissen worden, ärztliche Hülfe zu leisten. Während er die nöthigen Anordnungen machte, erschien eine Deputation aus mehreren Greisen, die ihn baten, jene Unglücklichen von einem Bauer behandeln zu lassen, der schon seit mehreren Jahren sich einen großen Ruf in der Heilung der Hydrophobie erworben hatte, und von dessen Kuren auch Herrn Marochetti früher schon manches zu Ohren gekommen war. Es ward ihnen ihre Bitte gewährt, aber nur unter der Bedingung, daß erstens Herr M. bei jedem, was jener Bauer vornähme, gegenwärtig seyn könne; und zweitens, daß er nur zur völligen Ueberzeugung, daß jener Hund wirklich toll gewesen, sich einen Kranken auswählen dürfe, der nur mit den gewöhnlich angepriesenen Arzneimitteln behandelt werden sollte. Hierzu ward ein sechszehnjähriges Mädchen bestimmt. Der Bauer reichte nun den 14 ihm anvertrauten Kranken ein starkes Decoct der Summit. und fl. Genistae luteae tinctoriae (zu 1½ Pfd., wozu 9 Loth erforderlich sind, täglich) und besichtigte sie zweimal täglich unter der Zunge, wo sich, seiner Aussage zufolge, kleine Knötchen, die das Wuthgift enthielten, bilden müßten. — Sobald die Knötchen wirklich erschienen waren, die Herr M. selbst sah, wurden sie geöffnet, und mit einer rothglühenden Nadel cauterisirt. — Der Kranke mußte sich hierauf mit jener Abkochung der Genista gurgeln. Der Erfolg dieser Behandlung war, daß alle vierzehn, von denen nur zwei, die zuletzt gebissen wurden, jene Knötchen nicht zeigten, nach 6 Wochen, während welcher Zeit sie jenes Decoct tranken, gesund entlassen wurden. Das kleine Mädchen aber, welches auf die gewöhnliche Weise behandelt worden war, ward den 7ten Tag von hydrophobischen Zufällen ergriffen, und starb schon 8 Stunden nach ihrem Ausbruche. — Die geheilt entlassenen Leute sah Herr Marochetti nach 3 Jahren wieder, und zwar alle frisch und gesund. Fünf Jahre nach diesem Vorfalle (1818) hatte Herr M. in Podolien eine neue Gelegenheit, diese wichtige Entdeckung zu bestätigen. Man übertrug ihm nämlich daselbst die Behandlung von 26 Personen, die von einem tollen Hunde gebissen worden waren. Die Kranken waren 9 Männer, 11 Weiber, 6 Kinder. Er ließ ihnen sogleich eine Abkochung der Genista bereiten, und die fleißige Besichtigung der Zungen gab folgendes Resultat: 5 Männer, alle Weiber und 3 Kinder bekamen jene bezeichneten Knötchen, die stark Verwundeten schon den dritten Tag, die andern den fünften, siebenten und neunten, und eine Frau, die nur sehr oberflächlich an einem Beine gebissen worden war, sogar erst den einundzwanzigsten Tag. Auch die übrigen sieben, bei denen jene Knötchen nicht erschienen, tranken 6 Wochen lang das Decoctum Genistae, und sämmtliche Kranke wurden hergestellt. Herr Marochetti glaubt nun, diesen Beobachtungen zufolge, daß das Wuthgift nach kurzem Verweilen in der Bißwunde, unter der Zunge an den Kanalmündungen der Glandula submaxillar., die sich zu beiden Seiten des Zungenbändchens befinden, auf eine gewisse Zeit fixire, und daselbst jene Knötchen bilde, in denen man mit der Sonde eine fluctuirende Flüssigkeit, das hydrophobische Gift, fühlen könne. Die gewöhnliche Zeit ihres Erscheinens soll zwischen den dritten und neunten Tag nach dem Bisse fallen, und wenn man sie nicht in den ersten 24 Stunden ihres Daseyns öffne, so soll das Gift von dem Körper reabsorbirt werden, und der Kranke ohne Rettung verloren seyn. Deshalb will Herr M., daß man solche

Kranke sogleich nach dem Bisse unter der Zunge besichtige, und damit 6 Wochen lang fortfahre, während sie täglich 1½ Pfund des Decocti Genistae (oder viermal täglich das Pulver zu einer Drachma pro dosi) verbrauchen. Erscheinen während dieser Zeit die Knötchen nicht, so sey auch keine Wuth zu befürchten; sobald sie sich aber zeigen, soll man sie mit einer Lanzette öffnen, dann sie cauterisiren und den Kranken mit oben erwähnte Decoct fleißig gurgeln lassen. Wir eilen, den Lesern des Magazins diese höchst wichtige Entdeckung (die wir aus den Petersburger vermischten Abhandlungen aus dem Gebiete der Heilkunde 1821 entlehnen), hier mitzutheilen, da sie gewiß die volle Aufmerksamkeit aller Aerzte verdient, und bei ihrer Bestätigung von den segensreichsten Folgen seyn kann.

Die Königl. Regierung zu Frankfurth a. d. O. hat unterm 13. August 1818 folgende Bekanntmachung wegen Verhütung der Unglücksfälle erlassen.

Die von den Polizeibehörden erstatteten monatlichen Zeitungsberichte ergeben, daß in dem hiesigen Regierungs-Bezirke eine große Anzahl Menschen im Wasser verunglückt ist. Dem Leichtsinne und der Unachtsamkeit, womit Erwachsene und Kinder ihr Leben Preiß geben, und oft ihre Angehörigen in Trauer versetzen, läßt sich zwar jede Gelegenheit dazu auch durch die besten polizeilichen Maaßregeln nicht ganz entziehen; doch bleibt es immer Pflicht der Polizeibehörden, zu Verhütung solcher Unglücksfälle möglichst beizutragen.

Was zuvörderst 1) durch das Baden in Flüssen, Seen und Teichen entstehende Unglücksfälle betrifft, so müssen zu deren Abwendung die Polizeibehörden der in der Nähe solcher Gewässer liegenden Ortschaften, wo dies nicht, wie am hiesigen Orte, schon der Fall ist, sichere und schicklich belegene Badeplätze ausmitteln, welche frei vom Schlamme oder Triebsand, und, wo möglich, mit Gesträuch verdeckt sind, und die Stellen, so weit sich die Sicherheit erstreckt, durch hervorragende und leicht in die Augen fallende Pfähle bezeichnen lassen, das Publikum davon in Kenntniß setzen, und vor der Gefahr warnen, welche das Ueberschreiten der auf solche Weise abgegrenzten Plätze, oder das Baden an andern unsichern Badestellen herbeiführen kann. Von Zeit zu Zeit, vorzüglich aber nach eingetretenem hohen Wasserstande, oder nach Ueberschwemmungen, müssen die Badeplätze sorgfältig untersucht, nöthigenfalls anders abgesteckt, oder an deren Stelle andere ausgemittelt und genau bezeichnet werden.

2) Den Unglücksfällen, welche bei Gelegenheit des Schwemmens der Pferde in Flüssen oder Seen entstehen, deren sich in den letztern Monaten wieder mehrere in verschiedenen Ortschaften des hiesigen Regierungs-Bezirks zugetragen haben, muß auf ähnliche Weise durch Ausmittelung und Bekanntmachung sicherer Stellen vorgebeugt, und darauf gesehen werden, daß Niemand sich mit Pferden an gefährlichen Stellen ins Wasser wage, auch besonders nicht Kinder zu dem Geschäft des Pferdeschwemmens gebraucht werden.

3) Zur Verhütung von Unglücksfällen bei Durchfahrten in Flüssen und Landseen müssen vorzüglich bei hohem Wasserstande, die Zugänge zu den gefährlichen Stellen durch Barrieren verschränkt werden.

4) Den Verunglückungen der Kinder in Brunnen oder andern Wasserbehältern vorzubeugen, worüber die neuesten Zeitungsberichte ebenfalls mehrere Beispiele aufgestellt haben, muß durch eine 3 Fuß hohe Umzäunung der offenen Brunnen vorgebeugt werden. Daß überall die nöthigen Vorkehrungen getroffen werden, darauf haben die Orts-Polizeibehörden zu sehen, und die Eigenthümer der Brunnen dahin anzuhalten; bei öffentlichen Brunnen und sonstigen Wasserbehältnissen aber müssen die Kosten der Umzäunung aus eben den Kassen bestritten werden, auf welche die Kosten zum Bau und zur Unterhaltung des Brunnens angewiesen sind.

5) Zur Abwendung der Gefahr bei Fähren und Kähnen haben die Polizeibehörden darauf zu sehen, daß nur zuverläßigen, nüchternen und mit der Localität und dem Geschäft bekannten Menschen in hinlänglicher Anzahl das Uebersetzen der Reisenden, Wagen, Pferde und Sachen, über Flüsse und Ströme anvertraut werde. Die Fähren, Prahmen oder Kähne müssen nicht überladen, sondern bei jeder Ueberfahrt darf nur eine solche Last aufgenommen werden, welche das richtige Verhältniß zwischen der Ladung und der Tragbarkeit des Gefäßes gestattet. Während der Fortbewegung der Fähre von dem einen Ufer des Flusses bis zu dem gegenüber liegenden, erfordert die größte Sicherheit das Ausspannen der Pferde von dem Wagen, vorzüglich wenn sie einer solchen Bewegung ungewohnt sind. Bei Ungewitter und Sturmwind muß das Ueberfahren möglichst vermieden werden, oder wenigstens mit doppelter Aufsicht und Aufmerksamkeit geschehen; bei augenscheinlicher Gefahr aber, wie z. B. bei Eisfahrten rc., darf, auch selbst auf ausdrückliches Verlangen der Reisenden, gar nicht übergesetzt werden.

Nach beendigter Ueberfahrt werden die Fähren ans Land gebracht und gehörig befestigt. Kähne dürfen nicht frei und ohne Aufsicht am Ufer stehen, sondern sind, so lange sie nicht gebraucht werden, anzuschließen, damit nicht unerfahrene junge Leute sich ihrer mißbrauchsweise bedienen; so wie überhaupt nicht Kinder auf den leeren Kähnen, um Fische zu angeln, oder sonst ihr Spiel zu treiben, geduldet werden dürfen. Eben so darf auch das Spühlen der Wäsche auf Kähnen und Fähren nicht gestattet werden. Leck gewordene oder baufällige Gefäße müssen sofort ausgebessert und in baulich sichern Stand gesetzt, oder, wenn sie einer Reparatur nicht mehr fähig sind, zerschlagen werden. Hierauf haben die Ortsbehörden und Baubediente vorzüglich mitzuachten, und von Zeit zu Zeit Revisionen der Schiffsgefäße anzustellen.

6) Unglücksfälle, welche sich zur Winterszeit zuweilen auf Flüssen und andern Gewässern ereignen, möglichst zu verhüten, muß bei Ueberfahrten, wenn der Strom sich gesetzt hat, und die Kälte noch fortdauert, da, wo das Eis am dicksten ist, durch wiederholtes Wassergießen eine Eisbahn gemacht werden, welche den Reisenden durch eingesteckte und befestigte Stangen und Strohwische bezeichnet werden muß. Auch ist es in der Regel nöthig, daß die Reisenden mit ihren Wagen, Schlitten, Pferden oder zu Fuß, um gefährliche Stellen zu umgehen, durch bekannte Führer über den Fluß begleitet werden, wofür diesen ein angemessenes, die Hälfte des gewöhnlichen Fuhrgeldes nicht übersteigendes Geleitsgeld gezahlt wird, um sie für die Mühe der Unterhaltung der Eisbahn und für die Abhaltung von andern Arbeiten hinlänglich zu entschädigen.

7) Das Schlittschuhlaufen und das Fahren mit kleinen Schlitten auf dem Eise darf an tiefen und gefährlichen Stellen, wo das Wasser noch nicht fest genug gefroren ist, oder das Eis bei einfallendem Thauwetter zu brechen droht, polizeilich nicht geduldet werden. Die an solchen Orten betroffenen Personen müssen unter Bekanntmachung der ihnen drohenden Gefahr, sofort zurückgewiesen werden; die Ungehorsamen aber werden ihren Eltern, Vormündern, Lehrmeistern oder Brodherren übergeben, damit sie von diesen eindringend ermahnt, vor künftiger Gefahr gewarnt und nach Befinden der Umstände bestraft werden können. In der Nähe von Buhnen (Wuhnen) oder solchen Oeffnungen, welche zum Behuf des Wasserschöpfens oder der Fische wegen beständig offen gehalten werden müssen, sind die Vergnügungen der Jugend durchaus nicht zu dulden.

8) In Ansehung derjenigen Unglücksfälle, welche durch den unverständigen und unvorsichtigen Umgang mit Schießgewehren, der häufig vorgekommenen Beispiele ungeachtet, sich noch zuweilen ereignen, wird hier die be-

kannte Vorschrift in Erinnerung gebracht, daß derjenige, welcher auf der Jagd oder bei den gewöhnlichen Schießübungen sein Gewehr geladen hat, solches nicht in diesem Zustande nach Hause bringen darf, sondern zuvor abschießen, oder die Ladung gehörig wieder herausziehen muß. Auch darf es durchaus nicht geduldet werden, daß Kinder oder andere junge unverständige Leute mit Schießgewehren, selbst wenn diese nicht geladen sind, spielen. — Bei entstehenden Unglücksfällen der Art wird vorzüglich der Inhaber oder Eigenthümer des betreffenden Gewehrs, der solches unvorsichtig hingestellt, zur Verantwortung und Bestrafung gezogen werden.

Daß zur Verhütung von Feuersbrünsten nicht in der Nähe von Wohn- und Wirthschaftsgebäuden geschossen werden darf, ist ebenfalls eine bekannte gesetzliche Vorschrift, welche hier bloß in Erinnerung gebracht wird.

9) Endlich sind auch viele Unglücksfälle durch den Biß oder das Ausschlagen der Pferde, so wie durch das Stoßen der Zucht- oder Stammochsen, und durch den Biß toller Hunde entstanden. Pferde, deren gefährliche Eigenschaften dieser Art der Eigenthümer derselben am besten kennen muß, dürfen nicht auf der Straße in der Nähe des Bürgersteiges, oder wo die Passage sonst enge ist, an den Wagen gespannt ohne Aufsicht gelassen, oder in den Ställen der Gasthöfe und Krüge in der Nähe anderer Pferde hingestellt werden, und ohne diejenigen, welche wegen Wartung der andern Pferde in demselben Stalle aus- und eingehen, mit den gefährlichen Eigenschaften solcher Pferde bekannt zu machen. Die Besitzer derselben aber müssen ihre Knechte und andere, denen sie die Pferde zu auswärtigen Reisen anvertrauen, über ihr Verwalten dabei gehörig unterweisen, indem sie sich sonst sehr verantwortlich machen. Den stößigen Stammochsen muß entweder ein kleines Brett vor die Augen gehangen und solches an die Hörner des Thiers befestigt werden, oder es sind letztere ganz abzusägen, um dadurch jedes

mögliche Unglück zu verhindern, oder solches wenigstens minder gefährlich zu machen.

Indem wir die Herren Landräthe, die Magisträte und die Dorfsschulzen hierdurch auffordern, auf diesen wichtigen Theil ihrer Polizei-Verwaltung ihre Aufmerksamkeit zu richten, um dadurch allen Gefahren, welche dem Leben oder der Gesundheit der Menschen drohen, durch zweckmäßige Vorkehrungen möglichst vorzubeugen, machen wir es zugleich den Eltern, Dienstherrschaften, Eigenthümern von Grundstücken und den Viehbesitzern zur angelegentlichsten Pflicht, auf ihre Kinder und Dienstboten die sorgfältigste Aufsicht zu führen, alles zu entfernen, was diesen leicht Gefahr bringen kann, und auf ihre Hausthiere aufmerksam zu seyn, daß nicht andern durch sie Schaden und Unglück zugefügt werde. —

Bewiesener Mangel an Erfüllung seiner Pflicht und vernachläßigte Aufmerksamkeit auf die hier beregten Gegenstände, wird gegen die betreffenden Behörden oder die einzelnen bei Unglücksfällen beschuldigten Individuen gerügt und bestraft werden.

Zur möglichsten Rettung der im Wasser ertrunkenen, in Dampf erstickten oder auf ähnliche Weise ums Leben gekommenen Personen wird übrigens noch die den Kreis-Behörden schon früher empfohlene Anschaffung eines Rettungs-Apparats, welcher auch bereits in mehreren Städten und Kreisen des hiesigen Regierungsbezirks aus Communalfonds angeschafft worden, bei dieser Gelegenheit aufs Neue in Erinnerung gebracht. Die Kosten eines solchen Apparats betragen etwa 30 — 40 Thaler, und stehen daher in keinem Verhältnisse zu dem Nutzen, welchen er dann gewährt, wenn von demselben bald dem sich ereigneten Unglücksfalle Gebrauch gemacht werden kann. Wegen dessen Anschaffung und Besorgung dürfen die Vorsteher der Communen sich nur an die betreffenden Kreis- oder Stadtphysiker, oder in deren Ermangelung an andere prakticirende Aerzte wenden.

Ueber den Scheintod und die Verhütung des Lebendig-begrabens.

Scheintod ist ein Zustand, worin die Lebenskraft unterdrückt, gleichsam gebunden ist und ohne Aeußerung fortklimmt, ein Zustand, worin es aber ungewiß ist, ob der Rest von Kraft noch vermögend ist, das organische Gesammtleben, ohne Anwendung künstlicher Mittel, wieder hervorzurufen. Beim Scheintodten fehlen die äußern Erscheinungen des Lebens, aber die innern Bedingungen desselben finden noch statt. Der Körper ist kalt, nicht selten schon erstarrt; Blutumlauf und Athemholen stehen still, und alle äußern Sinne sind erloschen. Er erscheint als völlig todt, und doch ist noch ein Lebensfunken in ihm, der, wieder angefacht, das Leben allmählich in allen Organen zu steigern vermag.

Jedes einzelne Glied des Menschen hat sein eigenes Leben, seine eigene Lebensgeschichte, steht aber mit allen übrigen in der innigsten Verbindung und Harmonie.

So sehen wir an einzelnen Gliedern, z. B. den Fingern, der Hand, den Füßen, den Ohren, daß sie von Kälte gleichsam abgestorben erscheinen, daß sie gefühllos, erstarrt, ohne Wärme und ohne Bewegung sind, und doch, wenn ihre innere Organisation noch nicht zerstört ist, durch die gehörigen Mittel wieder das volle Leben in ihnen zurückgerufen werden kann. Wir sehen ferner an der Ohnmacht, daß der Mensch einige Zeit ohne alle Aeußerungen des Lebens da liegen kann, obgleich niemand glaubt, daß kein Leben mehr in ihm sey, da dieser Zustand gemeiniglich nicht lange dauert, sondern alle Lebensäußerungen in kurzer Zeit sich von selbst wieder einstellen. Indessen kann auch der Zustand einer tiefen Ohnmacht so lange anhalten, daß der Mensch wirklich todt zu seyn scheint, und doch kann eben so gut das Leben noch in ihm verborgen stecken, als bei einer kürzer vorübergehenden Ohnmacht.

Ein Mensch, welcher in Pulslosigkeit (Asphyxie) liegt, welche von der Unthätigkeit der Lungen entsteht, von da aber auf Herz und Gehirn sich fortpflanzt, hat sogleich von Anfang an ganz den Anschein eines Leblosen, allein obgleich viele in diesem Zustande wirklich gestorben sind, so wurden doch auch manche gerettet, und wieder in das Leben zurückgerufen. —

Gleiche Beispiele des Scheintodes liefern uns die Erfrornen, von denen, bei gehöriger Behandlung, mancher wieder zum Leben kommt. Daß aber nicht allein äußere Einflüsse, sondern auch innere Vorgänge, welche die Verrichtungen des Lebens einige Zeit hemmen, einen todtähnlichen Zustand hervorbringen können, davon haben wir gleichfalls mehrere Beispiele. —

Das innere Leben des Menschen mit allen davon herkommenden Aeußerungen beruht zunächst vorzüglich auf dem Blute, welches den Stoff zu allem organischen Ansatz im Körper hergiebt, und auf dem Nerven, welcher das erregende, schaffende und ordnende Princip enthält. Ist Eins von dem Andern getrennt, so kann kein lebendiger Organismus bestehen. Wird dem Nervenprincip der Stoff entzogen, so strömet es entweder auf andere Theile mit über, und erregt diese, oder zieht sich in sich selbst ruhend zurück. — Daher entstehen nach übermäßigem Blutverlust oft Krämpfe und Verzuckungen, oder Ohnmacht und Scheintod. Wird aber durch heftige Anstrengung des Nervengeistes, durch widrige unmittelbare Einwirkungen auf denselben von dem Gemüthe aus, das Nervenfluidum erschöpft, in seinen Verrichtungen zerrüttet, gestört, gebunden, die Einwirkung desselben verhindert, oder die Einheit desselben von seinem Mittelpunkt im Gehirn verrückt, und nach einem andern Mittelpunkte (dem großen Sonnengeflechte des Gangliensystems) versetzt, so erscheint der Theil des Körpers, welchem der Einfluß des Nervengeistes entzogen wird, als todte Masse, ohne Bewegung, ohne Leben. — Daher können auch besonders Nervenkrankheiten den Scheintod hervorbringen. —

Hysterische Frauenspersonen verfallen nach heftigen Krämpfen und Verzuckungen nicht selten in Ohnmachten, aus denen sie sehr schwer, und erst nach langer Zeit wieder erwachen. —

Auch **Katalepsie, Starrsucht, Starrkrampf,** nimmt oft den Grad von Heftigkeit und Hartnäckigkeit an, daß solche Kranke von Unkundigen für todt gehalten werden können. —

Manche Personen, welche scheintodt sind, haben daher ihr volles Bewußtseyn, manche gar nicht. Unter denjenigen, welche sich bewußt sind, haben auch manche noch eine Wahrnehmung von der Aussenwelt des Gehörs, welches unter allen Sinnen einzig und allein empfänglich bleibt. Bei andern Scheintodten ist das Nervensystem so zerrüttet, daß der Mittelpunkt der Wirksamkeit des Nervenäthers von dem Gehirn nach dem Gangliensystem versetzt ist, und die Seele zwar ihr Bewußtseyn noch, aber ihre Wirksamkeit nicht mehr im Gehirn, als dem eigentlichen Seelenorgan, sondern in einem der Geflechte des Gangliensystems hat, deswegen auch des willkührlichen Gebrauchs ihrer Bewegungsmuskeln und aller Wahrnehmung durch die Sinne beraubt ist. —

Die Zustand ist zwar noch nicht oft genug beobachtet, und nicht genau genug erforscht worden, mag aber schon häufiger bei Nervenkranken eingetreten seyn, als man bis jetzt vermuthete. So erzählt Renard (in Mainz — s. Journal der prakt. Heilk. v. Hufeland und Harles. 1816, II. St.) von einigen Kataleptischen, welche in todtähnlichem Zustande lagen, so daß sie nicht die geringste Wahrnehmung der Umgebung mittelst der Sinne bekamen, das, was man ihnen sagte oder sogar laut zuschrie, nicht hörten, und nicht die Macht hatten, nur einen Finger zu bewegen. Alles dieses aber änderte sich, sobald der Arzt in unmittelbare Verbindung mit den Kranken kam, indem er ihre Hände anfaßte, oder die seinigen auf ihre Herzgrube legte. Das, was der Arzt alsdann, wenn auch leise, zu ihnen sagte, verstanden sie vollkommen, sie wußten bei noch krampfhaft verschlossenen Augen, wer in der Stube anwesend war, konnten aber nur diejenigen Bewegungen mit ihren Gliedern vornehmen, welche der Arzt ihnen befahl. Zugleich hatten sie ihr Bewußtseyn, und die Kenntniß ihres Zustandes, wußten auch, daß sie nicht in demselben bleiben würden. —

Hieraus läßt sich hinlänglich schließen, in welcher qualvollen Angst diejenigen Scheintodten liegen müssen, welche ihr volles Bewußtseyn und ihr Gehör noch haben, ohne sich im geringsten bewegen, oder sonst nur irgend ein Zeichen ihres Lebens geben zu können. Wenn aber auch nicht alle Scheintodte das Bewußtseyn und das Gehör behalten, so bleibt doch bei allen die Möglichkeit, aus diesem Zustande wieder in das Leben mit Bewußtseyn zurückzukommen, und selbst im Grabe kann dies noch geschehen, da zumal das bei uns übliche Begraben der Leichen in Särgen es begünstiget. Die Möglichkeit des Scheintodes nimmt bis zur Wahrscheinlichkeit in dem Verhältnisse zu, in welchem sich die Fälle von denen, wo das Leben unmöglich ist, bis zu denen, wo der nur schnell eingetretene, aber kurze Zeit dauernde Mangel an Element des Lebens oder vorübergehende Hemmung des darauf wirkenden Lebensgeistes einen Anschein von Aufhören des Lebens bewirkte. Die Wahrscheinlichkeit des Scheintodes ist daher bei allen Todesarten nicht in gleichem Grade vorhanden. —

Es wäre Uebertreibung, bei einem an unheilbarer Verletzung eines zum Leben nothwendigen Theils an Scheintod zu denken. Eben so wenig ist er bei Verstorbenen, welche an langwierigen Krankheiten mit Zerstörung innerer Eingeweide verbunden, an Lungensucht, an Lebervereiterung u. dgl. m. litten, zu erwarten.

Dagegen wächst die Wahrscheinlichkeit, wenn

die Person mit übrigens gesunden, oder durch langwieriges Leiden nicht zerstörten Eingeweiden, an bloßer Erschöpfung der Lebenskraft, oder Blutverlust gestorben ist, und diese Wahrscheinlichkeit muß um so eher als Gewißheit geachtet werden, je schneller jene Ursache des scheinbaren Todes auf sonst gesunde, oder doch mit unverletzten Eingeweiden begabte Personen gewirkt haben, und noch mehr, wenn mehrere dergleichen Ursachen sich vereinten. Am meisten hat man deswegen Ursache, bei Wöchnerinnen auf der Hut zu seyn, zumal wenn sie mit Krämpfen oder an Blutflüssen starben. Auch anhaltender Kummer, verbunden mit nervenerschütternden Auftritten, kann Schwäche und Ohnmacht erzeugen, welche letztere so tief, so hartnäckig und anhaltend werden kann, daß sie zum Scheintode wird. Und bei neugebornen Kindern ereignet es sich nicht gar selten, daß sie scheintodt geboren werden.

Will man sich in seinem Urtheil über die Kennzeichen, die den wirklichen Tod von dem Scheintode unterscheiden, versichern, so gehe man von dem Grundsatze aus: „Jeder Mensch, in welchem kein äußeres sichtbares Leben bemerkt wird, kann für einen Scheintodten erklärt werden, so lange noch keine Zeichen der völlig verloschenen Lebenskraft eingetreten sind, und so lange noch der geringste Grad von einem Lebensfunken bemerkbar ist, so lange bleibt es noch möglich, daß Beseelung in dem Scheintodten zurückkehren könne. Der isolirte verborgene Rest von Lebenskraft ist aber nur dann erst völlig verschwunden, wenn die organische Verbindung der Stoffe aufhört, woraus die Fäulniß entsteht, das einzige untrügliche Merkmal des Todes.

Die chemische Zersetzung muß einen gewissen Grad erreicht haben, aber der Zeitpunkt, wo sie allgemein wird, ist oft schwer zu bestimmen. Den faulichten Geruch können auch Geschwüre von sich geben, und viele andere Zeichen können da seyn, bleiben aber hier sich allein unzuverläßig. Nach dem wirklichen Erlöschen der Lebenskraft tritt erst in einigen Tagen die Fäulniß ein. Dieselbe beginnt in dem Unterleibe und in den Geschlechtstheilen, indem beide aufgetrieben, locker und weich werden und sich entfärben. Auch die Haut verändert sich und das Blut wird wieder flüssiger und ergießt sich aus dem Munde, der Nase, den Augen, den Ohren und dem After.

Der wahre Tod überhaupt ist entweder die natürliche Folge des hohen Alters, oder er ist aus widernatürlichen Krankheiten, oder aus gewaltsam und schleunig das Lebensprincip zerstörenden Ursachen erfolgt. Die Erforschung und richtige Kenntniß dieser Ursachen müssen das erste Urtheil über wahren und Scheintod leiten.

Wer den natürlichen Tod, den Tod des Alters stirbt, der stirbt gewiß. Aber wer vermag die absolute Grenze des Lebens zu bestimmen? Zwischen Gesundheit, Krankheit und Tod, ist ein Zwischenzustand des thierischen Lebens möglich, der weder Leben noch Tod genannt werden kann, und dessen Dauer wir nicht bestimmen können. Eben dieser Mittelzustand, worin alle Lebenskraft gebunden, und oft zu schwach ist, um wieder frei und lebendig werden zu können, nimmt so leicht das Trugbild des Todes an, und verführt uns das kleinste Leben für den völligen Tod zu halten. Am längsten können auf dieser Mittelstufe verweilen die, die vom Schlage oder Stickfluß, von Eiterergießungen innerer Geschwüre Befallenen, die Erfrornen, Ertrunkenen, Erstickten, Erhenkten, Verbluteten, Neugebornen; sie geben daher die meiste Hoffnung zur Wiederbelebung; weniger oder gar keine Hoffnung dazu lassen übrig, die an bösartigen Pocken, Masern, dem Scharlach, der Ruhr oder andern ansteckenden Krankheiten verstorbenen Kinder; ferner Personen des jugendlichen Alters, die an hitzigen Krankheiten, Entzündungen, den verschiedenen Arten des Fiebers, Faulfiebers, oder an langwierigen Uebeln, der Auszehrung, Lungen= und Wassersucht rc. auch alte Leute, die an den ihnen eigenen langwierigen Krankheiten, Gicht, Stein, Entkräftung rc. sterben; doch muß bei allen diesen Todesfällen vor Beerdigung der Leichen die Erkenntniß und Entscheidung des Arztes, oder wo dieser nicht ist, des unterrichteten Predigers vorausgehen. Denn selbst nicht in diesen, vielweniger in unzähligen andern Todesfällen können wir die gänzliche Tilgung der Lebensfähigkeit bestimmen.

Der **Scheintod** kann Stunden, Tage, ja Wochen **dauern**, und die physische Thätigkeit ohne alles Athemholen dennoch fortdauern. Die Beobachtungen von den ältesten bis zu den neuesten Zeiten herab liefern uns Beispiele von solchen Scheintodten, und seit Hippokrates haben die Aerzte wegen Ungewißheit der Todeszeichen vor dem zu frühen Begraben gewarnt. Bei den Griechen mußten die Todten vor ihrem Begräbniß drei Tage beweint werden. Die römischen Gesetze verboten die Beerdigung vor dem neunten Tage. In Holland darf kein Todter vor dem fünften Tage begraben werden, und in Niedersachsen werden sie länger als in andern Ländern aufbewahrt.

Aus allem diesen folgt, daß es heilige Menschenpflicht ist, bei dem Scheintodten keine Mittel zur Wiederbelebung unversucht zu lassen, und jeden andern Todten in eine solche Lage zu bringen, daß nichts Nachtheiliges für denselben entstehen kann.

Heilige Pflicht ist es, den Verschiedenen während der ersten 24 Stunden als einen Kranken wohlbedeckt und ruhig in seinem Bette und in einem luftreinen Zimmer liegen zu lassen, unter Obhut eines Todtenwächters. Diese Vorsicht ist um so nöthiger, wenn der Mensch plötzlich, oder an Zufällen gestorben ist, welche manchmal die Gestalt des Todes annehmen, und selbst die Erfahrensten täuschen können. Unter diesen Umständen, so wie bei der Ungewißheit des wirklichen Hintritts, müssen sogleich nach dem Erblassen alle mögliche Belebungsversuche einige Stunden lang gemacht werden. Die Leiche muß nicht eher ohne Aufsicht gelassen, noch früher in den Sarg gelegt und eingeschnürt, noch viel weniger dieser zugenagelt oder zugeschraubt werden, als bis zum Augenblick des Fortschaffens nach dem Beerdigungsplatz, und keine Leiche werde eher begraben, bevor nicht die unzweifelhaften Zeichen der gänzlichen Fäulniß erscheinen.

In Oesterreich muß jede Leiche von einem dazu bestellten Wundarzte erst besichtiget, und darf ohne dessen schriftliche Todesbescheinigung von keinem Pfarrer zur Erde bestattet werden; die Beerdigung ist nach Verlauf von 24 Stunden nachgelassen; sie sollte aber billig bis nach Ablauf von dreimal 24 Stunden verschoben bleiben, weil, wie uns häufige Beispiele lehren, Scheinleblose erst nach 70 und mehrern Stunden ins volle Leben zurückkehrten. Bei denen, die an bösartigen Krankheiten sterben, deren Leichen schnell faulen, und durch längeres Aufbewahren über der Erde für Gesunde nachtheilig werden können, leidet freilich diese Vorschrift eine gerechte Ausnahme, und gewöhnlich wird auch in solchen Fällen von der Polizei-Behörde eine frühere Beerdigung veranlaßt. Doch auch hier ist große Vorsicht nöthig, denn selbst Pestleichen erwachten wieder ins Leben.

Bei den so mannigfaltigen Ursachen des Todes und den hienach bald früher, bald später sichtbar werdenden untrüglichen Zeichen der eingetretenen Verwesung, kann freilich im Allgemeinen keine Beerdigungsfrist bestimmt werden, desto nothwendiger und dringender sind aber jene Anstalten, durch welche das Lebendigbegraben verhütet werden. Hierher gehören die Leichenhäuser, und in Ermangelung dieser die Leichenbeschau.

So lobenswerth und nützlich auch die Anordnungen

der Todtenbeschau sind *), so entsprechen sie doch nicht vollkommen den gehegten Erwartungen. Leichenhäuser sind dagegen die zweckmäßigsten Mittel, das Lebendigbegraben zu verhüten. In Städten ist ihre Errichtung keinen Schwierigkeiten unterworfen; aber auch auf dem Lande wären sie nicht unausführbar; es käme nur darauf an, schickliche Oerter auszumitteln, in welchen die Leichen bis zur eintretenden Fäulniß aufbewahrt würden. Es giebt wenig Dörfer, wo man nicht den hierzu nöthigen Raum in den Gemeindehäusern, oder in den Kapellen, welche nicht selten mit dem Kirchhofe verbunden sind, aufzufinden im Stande wäre. Beim ernsten nachdrücklichen Willen der Regierungen scheint diese wohlthätige Einrichtung überall ins Werk zu setzen zu seyn.

Doch gelang dieser Versuch keineswegs der Preußischen Regierung, als das General-Directorium im Jahr 1792 sich bemühte, die Errichtung besonderer Leichenhäuser allgemein zu machen. Die Anlegung derselben sollte so beschaffen seyn, daß bei kalter Witterung und im Winter den Zimmern, worin die Leichen aufbewahrt würden, eine gemäßigte Wärme gegeben werden könnte. Auch sollten bei denselben Wächter angestellt werden, welche die Leichen Tag und Nacht abwechselnd beobachten und bei einer Veränderung derselben, entweder zur Fäulniß oder bei einer Spur des Lebens, den Angehörigen davon Nachricht geben könnten. Allein das über die Ausführung dieses Plans erforderte Gutachten der Kreis-Directorien, Steuerräthe, Magistråte und Physiker, ergab weiter nichts, als die unübersteiglichen Schwierigkeiten, die mit der Verwirklichung dieses Vorschlags verknüpft seyen; sie fanden sich größtentheils in den Vorurtheilen des gemeinen Mannes, besonders auf dem Lande, hauptsächlich

*) Wo die Todtenbeschau nicht öffentlich angeordnet ist, wird der Arzt, der den Verstorbenen behandelt hat, menschenfreundlich genug seyn, die Stelle eines Todtenschauarztes zu vertreten.

aber in dem Mangel der, zur Erbauung der vorgeschlagenen Leichenhäuser und zu ihrer Unterhaltung erforderlichen Fonds. Freiwillige Beiträge zu diesem Behufe wurden verweigert und das Kirchenvermögen der meisten Gemeinden war zu einer solchen Ausgabe unzureichend. Mehrere hielten auch die Errichtung der Leichenhäuser für überflüssig, weil schon nach allgemeinen Landesgesetzen darauf gesehen werde, daß keine Leiche ohne hinlängliche Ueberzeugung des Todes begraben werde. Von Seiten der kleinen Städte ward eingewandt, daß die Kirchhöfe derselben meistens zu klein und zu eng seyen, um darauf Leichenhäuser zu erbauen. Auch wollte man bemerklich machen, daß vielleicht von der Aufbewahrung der an bösartigen Krankheiten Verstorbenen, innerhalb der Stadt Ansteckung zu befürchten sey, und die Anlegung neuer Begräbnißplätze außer der Stadt wegen Mangel vorhandenen Erdreiches und Kirchenvermögens, nicht ausführbar sey. Es blieb daher beim Alten, den Geistlichen wurde jedoch in der Cirkular-Verordnung vom 12. Dec. 1793 aufgegeben, das Volk von Zeit zu Zeit vor dem zu frühen Begraben todtscheinender Personen zu warnen, und besonders über die einzig sichern Merkmale des wirklichen Todes, nämlich das, nach Beschaffenheit der Jahreszeit erst am dritten oder vierten Tage sich durch das Ansehen und den Geruch zeigenden ersten Spuren der Verwesung zu belehren.

Auch wurde nach diesem mißlungenen Versuche von dem ehemaligen Collegium medicum et Sanitatis, imgleichen von mehrern Kreis- und Ortsbehörden darauf angetragen, statt der Leichenhäuser eine Todtenschau durch Sachverständige einzuführen; allein auch dieser Vorschlag fand zu viele Schwierigkeiten, weshalb es bei den Anordnungen wegen früher Beerdigung verblieb. Bei allem diesen unterließ jedoch das General-Directorium nicht, unterm 11. Dec. 1794 den Predigern zur Pflicht zu machen, Alles zu versuchen, damit Leichenhäuser errichtet würden.

Späterhin wurde in einzelnen Städten der Monarchie, namentlich in Stettin, die Leichenbeschau angeordnet. Dies geschah in dem Leichen=Reglement, welches diese Stadt unterm 24. Aug. 1806 erhielt und mittelst einer von dem damaligen Ober=Collegium medicum et sanitatis entworfenen Instruction für die Todtenschauärzte. Dieses Reglement setzt fest, daß in jedem Sterbefalle die Beerdigungsfrist von einem Arzte bestimmt werden soll und die Beerdigung der Leiche nicht eher erfolgen darf, bis durch ein Attest des Arztes nachgewiesen, daß solches geschehen kann. Hierzu sind zwei vom Magistrat gewählte Todtenschauärzte, und zum Zuschlagen aller Särge in sämmtlichen Kirchspielen der Stadt und Vorstädte ein Sargschließer bestellt, welchem bei Strafe zur Pflicht gemacht ist, ohne Vorzeigung eines vom Todtenschauarzte ausgestellten Scheins, keinen Sarg zu schließen. Das Reglement verordnet ferner, daß, wenn der Todte aus Mangel an Raum in seiner bisherigen Wohnung bis zur Beerdigung nicht bleiben kann, oder aus andern Ursachen dessen schleunige Fortschaffung nothwendig wird, in dem Todtengräberhause zwei Zimmer angelegt werden, in welchen dergleichen Leichen bis zur Beerdigung aufbewahrt werden können. Für das Wachen bei der Leiche erhält der Todtengräber von den Verwandten eine Vergütung.

Dringend nöthig waren vorzüglich zweckmäßige Verfügungen gegen das schauderhafte mörderische Begraben der jüdischen Religionsverwandten. Obgleich der Philosoph Mendelssohn und der Arzt Markus Herz in Berlin den Gebrauch ihrer Glaubensgenossen, ihre Todten 4 Stunden nach dem Verschwinden der Lebenszeichen zu begraben, mit den Waffen der Religion und der Vernunft bekämpften, so predigten sie doch tauben Ohren und ihre einleuchtenden Gründe mußten dem

Starrsinn und dem blinden Aberglauben unterliegen. Eben so wenig fand der Vorschlag Gehör, welcher von der in Berlin errichteten Gesellschaft der Freunde im J. 1792 an ihre Mitbrüder erging, eine Leichen- und Reinigungs-Anstalt zu errichten. Endlich aber ward das General-Directorium durch einen im Jahr 1797 in Breslau vorgekommenen Fall, wo ein Judenkind begraben worden wäre, hätte nicht ein Zufall den Mord verhindert, veranlaßt, mittelst eines allgemeinen Landes-Polizeigesetzes zu befehlen *), daß alle jüdischen Glaubensgenossen den über die Beerdigung der Todten feststehenden gesetzlichen Vorschriften eben so wie die Christen unterworfen seyn sollten. Die Breslauer Kriegs- und Domainen-Kammer erließ deshalb unterm 12. Dec. 1799 eine ausführliche Verfügung. Ein Gleiches geschah in neuern Zeiten in den Jahren 1817 und 1818 im Großherzogthum Posen, und es wurde den Vorstehern der Synagogen und Rabbinern begreiflich gemacht, daß jede Beerdigung einen wirklichen Todten voraussetze; die Frage aber, ob Jemand todt oder nicht todt sey, nicht Sache der Religion **), sondern der Kenntniß des physischen Menschen sey, und daß es der Landespolizei zustehe, nach den Grundsätzen des Medicinalwesens die Kennzeichen des wirklichen Todes und mithin den Zeitpunkt der Beerdigung zu bestimmen.

Ueber

---

*) Mehrere jüdische Gemeinden in Schlesien hatten sich schon für die Abschaffung des frühen Beerdigens bereit erklärt, zur Vermeidung alles Aergernisses aber gebeten, sie nicht einzeln dazu anzuhalten, sondern durch ein allgemeines Polizeigesetz diesen Mißbrauch abzuschaffen.

**) Die Juden gründen ihre Religionspflicht der frühen Beerdigung auf einen Ausspruch des Moses Buch 5 V. 21 — 22, wo es heißt: „Wenn Jemand ein Verbrechen begangen hat, worauf die Todesstrafe gehört, und wird hingerichtet und an ein Holz gehängt, so soll sein Leichnam nicht über

Nacht

Ueber die Verhütung der frühzeitigen Beerdigung der Verstorbenen überhaupt haben die Regierungen in Schlesien im Mai 1819 folgende Verordnung erlassen.

„Bei einem neueren, zur gehörigen Zeit noch entdeckten Vorfalle, ist in Erfahrung gebracht worden, daß die gesetzlichen Verordnungen und Instructionen, die zu frühzeitige Beerdigung der Menschen zur Verhütung des Lebendigbegrabens betreffend, nicht allgemein bekannt sind, weshalb dieselben im Auszuge hiermit wieder in Erinnerung gebracht werden.“

„Im Jahr 1768 den 2ten Mai untersagte die damalige Krieges- und Domainen-Kammer zu Breslau das Begraben vor dem Ablaufen des dritten Tages nach dem Absterben, und erweiterte diese Verfügung unter dem 2ten März 1781 dahin, daß“

1) „der Sarg, in welchen der Verstorbene gelegt worden, nicht eher, als am dritten Tage, kurz vorher, ehe der Leichnam zu Grabe gebracht werden soll, und zwar in Gegenwart des, das Begräbniß besorgenden, Kirchendieners fest zugemacht werden muß.“

Nacht am Holze bleiben, sondern er soll an demselben Tage begraben werden; denn ein Gehenkter ist eine Geringschätzung Gottes, und du mußt das Erdreich, das der Ewige, dein Gott dir zum Besitze giebt, nicht verunreinigen.“ Die gesunde Vernunft findet in dieser Verordnung weiter nichts, als den Befehl, einen getödteten Verbrecher nicht zu lange zur öffentlichen Schau ausgestellt seyn zu lassen, und nur ein durch Spitzfindigkeiten verdreheter Talmudisten-Kopf konnte das Gesetz auf alle Todte ausdehnen ohne Unterschied, ob sie Verbrecher waren oder nicht, ob sie wirklich oder scheintodt waren. Aber war denn der natürlich Todte auch ein Gegenstand der göttlichen Geringschätzung, und sind denn die Länder, worin die Juden späterhin geduldet worden sind, das Erdreich, welches ihnen Gott gegeben hat? Man kann annehmen, daß gewiß der vierte Theil der begrabenen Juden nur den Scheintod gestorben ist, und erst den wahren Tod unter der Erde gefunden hat.

2) Wird verboten, einen Kranken eher aus seinem Bette zu nehmen und auf das Stroh zu legen, als bis er völlig erstarrt und kalt ist;

3) muß niemals und in keinem Falle dem Kranken das Kopfkissen weggenommen, auch

4) einem scheinbar Todten der Mund nie gebunden werden.

Durch diese Verfügungen wurde bei dem noch großen Mangel an Leichenhäusern, an Leichenkammern und an der Todtenschau die Gefahr des lebendig Begrabenwerdens noch nicht ganz gehoben, und es ist deshalb durch ein Rescript vom 13ten November 1794 an die damaligen Königl. Regierungen und Consistorien die von dem damaligen Königl. Ober-Collegio medico et Sanitatis abgefaßte und gedruckte Instruction für die Prediger, nach welcher sie die Glieder ihrer Gemeinde über die Kennzeichen des wirklich erfolgten Todes zu belehren haben, damit kein lebendiger Mensch begraben werde; nebst einigen Vorschlägen, wie in jeder Land-Gemeinde das unumgänglich nöthige längere Aufbewahren der Leichen möglich zu machen ist, de dato Berlin, den 31. Oct. 1794, den Predigern zugefertigt worden.

In dieser Instruction werden folgende fast allgemein als Kennzeichen des Todes angenommene Erscheinungen, als:

A. Unsichere Kennzeichen des wirklichen Todes:

1) der Mangel jeden Pulsschlages,

2) eine über den Körper allgemein verbreitete Eiskälte,

3) die Todtenbleichheit,

4) der gänzliche Mangel an Ausdünstung am Umfange des Körpers,

5) der gänzliche und anhaltende Mangel des Athemholens,

6) die blauen Flecken an denjenigen Theilen des Körpers, auf welchen derselbe liegt,

7) das Herabhängen des Unterkinnbackens, und

8) das Offenstehen des Afters,

als noch nicht hinreichende Beweise des gewiß erfolgten Todes angesehen.

Bei den in dem noch jugendlichen Alter verstorbenen vollsaftigen Menschen werden, wenn dieselben in der Lage auf dem Rücken befunden werden, der platt oder flach gedrückte Rücken, die Lenden und die Hinterbacken gleichmäßig flach gedrückt, unter die wahrscheinlichen Kennzeichen des Todes gezählt.

Es werden deshalb in dieser Instruction sehr wirksame Reizmittel, deren nähere Kenntniß bei den Aerzten und Chirurgen als bekannt vorausgesetzt werden muß, angeführt, und die näheren Bestimmungen zu derselben zweckmäßiger Anwendung festgestellt. Wird bei der mehrere Stunden lang anhaltenden und wiederholten Anwendung der noch so kräftigen Reizmittel auch nicht die geringste Bewegung an irgend einem Theile des Körpers wahrgenommen, so wird der Tod zwar wahrscheinlicher, aber doch noch nicht völlig gewiß.

Unter den vielen, nicht selten trüglichen, Kennzeichen des Todes, giebt es nur ein einziges zuverläßiges Zeichen desselben; dieses ist die wirkliche und allgemeine Fäulniß, deren Kennzeichen nunmehr folgen.

B. Zuverläßige Kennzeichen des Todes:

1) der eigenthümliche wahre Leichengeruch,

2) das Zusammenfallen der Hornhaut oder des durchsichtigen vorderen Theiles des Auges,

3) das Herausfließen faulender Säfte aus allen größeren Oeffnungen des Körpers,

4) das grünliche oder grünschwärzliche Anlaufen des Unterleibes,

5) das Abgehen des Oberhäutchens an mehreren Stellen des Körpers, nebst dem matschigen (gleichsam breiartigen) Anfühlen der Haut und der übrigen festen Theile.

Dieses fünfte Zeichen der wirklichen allgemeinen Fäulniß erscheint am spätesten, und es wird nicht nöthig seyn, dasselbe abzuwarten, wenn die vier erstern zusammen verbunden vorhanden sind.

Um das lebendig Begrabenwerden zu verhüten, und die Rückkehr zum Leben bei Scheintodten zu begünstigen, muß kein Gestorbener, wenn auch die oben von 1 — 8 angeführten Zeichen des Todes an ihm wahrgenommen werden, sogleich entkleidet in ein kaltes Zimmer hineingelegt werden, sondern man muß ihn im Frühjahr, Sommer und Herbst wenigstens einen bis zwei, und im Winter drei bis vier Tage in mäßig warmer Luft bekleidet (oder wie gewöhnlich bedeckt) liegen lassen.

Während dieser Zeit müssen unter den Versuchen zur Wiederbelebung, in sofern zu andern dergleichen keine Gelegenheit wäre,

a) wenigstens das Auftröpfeln des kalten Wassers auf die Herzgrube, so hoch als es angeht, alsdann

b) das Auftröpfeln des kochenden Wassers auf eben diese Gegend,

c) das Vorhalten des brennenden Lichtes vor die Augen,

d) das Abbrennen einer Feder unter der Nase, und

e) das starke Einreden in die Ohren des anscheinend Todten,

öfters veranstaltet werden.

Sollten sich bei allen diesen Versuchen keine Kennzeichen des Lebens zeigen; so ist dann der Körper als Leiche gewaschen und bekleidet in einem offenen Sarge unter gehöriger Aufsicht von Wächtern in kühlere Luft hinzustellen, und dann muß man ihn im Frühjahr, Sommer und Herbst, etwa noch einen oder zwei, und im Winter noch zwei oder drei Tage bis zum Begraben liegen lassen.

Hiernach würde im Frühjahr, Sommer und Herbst, von dem Eingetretenseyn der bei A. angeführten 8 Kennzeichen, bei erfolgloser Anwendung der Belebungsversuche, der kürzeste Zeitraum bis zur Beerdigung zwei, der längste vier Tage, mithin wenigstens drei volle Tage betragen.

Im Winter würde der kürzeste Zeitraum fünf, der längste sieben Tage bis zur Beerdigung dauern.

Während dieser Zeit werden sich die bei B. angeführten vier ersten Zeichen der wirklichen und allgemeinen Fäulniß bei wirklichen Todten zeigen, und die Gewißheit des Todes geben, ohne welche Gewißheit keine Leiche beerdigt werden darf.

Am nöthigsten ist diese genaue Vorsicht vorzüglich bei Menschen, welche plötzlich oder auch nach einer Krankheit von wenigen Tagen anscheinend verstorben sind, da sie doch vorher gesund waren. (Die hierher besonders gehörenden Krankheiten sind jedem Arzte bekannt.)

Menschen, welche an langwierigen, und besonders an abzehrenden Krankheiten sterben, oder an hitzigen Ausschlags- und andern Fiebern, welche sieben Tage und darüber dauerten, darf man nur etwa die Hälfte der oben festgesetzten Zeit, auf die obige Art behandeln.

Nöthig ist also nur, sie im Winter fünf und im Sommer drei Tage bis zum Begraben liegen zu lassen, und man kann sie schon am zweiten Tage in den offenen Sarg legen.

Bei Menschen endlich, welche an faulen Fiebern, Ruhren, bösartigen Pocken, und ähnlichen Krankheiten, wo Ansteckung zu besorgen ist, gestorben sind, ist es hinreichend, den Versuch des Auftröpfelns des kalten Wassers in die Herzgrube am Todestage oder allenfalls noch am nächstfolgenden, einigemal zu machen.

Bei der Behandlung solcher Leichen, ist die anhaltend zu unterhaltende Räucherung mit salpetersauren Dämpfen nothwendig.

Man darf den Todten schon am Todestage in einen offenen Sarg legen, oder etwa nach 60 Stunden vom erfolgten Tode angerechnet, im Winter aber am Ende des vierten Tages, oder etwa nach 80 von der Todesstunde an, verlaufenen Stunden begraben.

In Fällen, in denen die bei B. angegebenen ersten 4 Kennzeichen der wirklichen und allgemeinen Fäulniß eingetreten sind, kann die Polizei unter Zuziehung des Physikus, und in Ermangelung dieses, eines andern, jedoch approbirten Arztes, die Beerdigung auch früher, als an den gleich angezeigten Terminen erlauben.

Die Leichen dieser Art müssen, so lange sie über der Erde sind, in einem von der Wohnung der übrigen Menschen entlegenen, und wenn es erfordert wird, der Zugluft (Behufs der Erneuerung der Luft) zugänglichen Orte, unter gehöriger Aufsicht und Bewachung bewahrt werden. (Die fortgesetzte Unterhaltung der salpetersauren Dämpfe hat sich als Verhütungsmittel der Verbreitungs- oder Ansteckungsstoffe in der neuern Zeit noch immer bewährt; die Dämpfe der oxygenirten Salzsäuren werden, in besuchten Zimmern, der stärkern Reizung der Lunge wegen, weniger, von Vielen nicht ertragen.)

Wären in den größern Städten Leichenhäuser, in den kleinern Städten und in den Dörfern gehörig eingerichtete Leichenkammern, bei welchen letzteren, zur Ersparung der Kosten, der Nachtwächter zum Leichenwächter bestimmt werden könnte; so würde, besonders für die in ihren Wohnungen während des Winters insgemein beschränkten Dorfbewohner, eine Verringerung der Gefährdung der Gesundheit derselben schon dadurch entstehen, daß sie die an ansteckenden hitzigen Krankheiten Verstorbenen schon den zweiten Tag bis zur wirklichen Beerdigung in die Leichenkammer bringen könnten.

Muß in Gemäßheit des Allgemeinen Landrechts Th. II. Tit. 11 §. 475 das Zuschlagen des Sarges, so lange es noch im geringsten zweifelhaft ist, ob die angebliche Leiche wirklich todt sey, nicht gestattet werden.

Das Zuschlagen des Sarges und die Beerdigung selbst kann demnach nicht eher geschehen, bis die oben angegebenen Zeichen der allgemeinen Fäulniß eingetreten sind; weil bis dahin der wirkliche Tod zweifelhaft ist.

In dem so eben angeführten Theile des Allgemeinen Landrechts Tit. 20 §. 691 ist verordnet: daß ein jeder sein Betragen so einzurichten schuldig ist, daß er weder durch Handlungen, noch Unterlassungen Anderer Leben oder Gesundheit in Gefahr setze, und §. 692, daß Alles dasjenige, woraus erhebliche Gefahr entstehen kann, durch ernstliche Polizeiverbote und verhältnißmäßige Strafen (die Strafen einer dergleichen Fahrläßigkeit sind eben daselbst §. 778 bestimmt) möglichst verhütet werden soll.

Nach desselben Theiles II. Tit. 11 §. 476 sind ferner die näheren Bestimmungen wegen der zur Verhütung des lebendig Begrabenwerdens nöthigen Vorsichten den besondern Polizei-Verordnungen vorbehalten.

Hieraus ergiebt sich, daß die Bestimmung des Beerdigungs-Termins in allen, besonders aber in zweifelhaften, Todesfällen von der Polizei, mit Zuziehung der angestellten Physiker, abhängt.

Schließlich wird noch wiederholentlich in Erinnerung gebracht, daß es die Pflicht der Aerzte ist, die Todesfälle nach ansteckenden Krankheiten der Orts-Polizei ungesäumt anzuzeigen, und die Angehörigen der Verstorbenen, auf die Nothwendigkeit der vorgeschriebenen Reinigung, wie auch auf die mit derselben Vernachläßigung unzertrennlich verbundene Gefahr aufmerksam zu machen.

Da, wo dergleichen Kranke ohne Zuziehung eines Arztes gestorben sind, wird den Hauswirthen oder derselben Stellvertretern dieselbe Verpflichtung auferlegt.

In Ermangelung einer Fristbestimmung für die Beerdigung der Todten in den Rheinprovinzen erließen die Ministerien der Medicinal-Angelegenheiten, der Justiz, des Innern, und der Polizei den 15. Juni 1822 ein Cirkular-Rescript, worauf von sämmtlichen Regierungen der Rheinprovinzen unterm 31. Juli 1822 nachstehende Bekanntmachung erfolgte.

Die Bestimmung des Art. 77 des bürgerlichen Gesetzbuches, daß die Civilstandsbeamten die Erlaubniß zur Beerdigung eines Todten erst 24 Stunden nach dessen Abscheiden ertheilen sollen, hat zu der Meinung Veranlassung gegeben, daß auch die Beerdigung selbst mit dem Ablaufe jener Zeit statt finden könne. Da es jedoch nicht an Beispielen eines, selbst über diesen Zeitraum hinaus fortdauernden Scheintodes fehlt, und um sowohl dem Mißbrauche der zu frühen Beerdigungen überhaupt zu begegnen, als der Gefahr der Beerdigung von Scheintodten vorzubeugen, wird in Folge höherer Anordnung hiermit festgesetzt:

1) kein Todter darf ohne Erlaubniß der Ortsbehörde beerdigt werden;

2) die Authorisation zur Beerdigung darf nur auf das Zeugniß eines approbirten Arztes über den wirklich erfolgten Tod ertheilt werden, oder es muß dieselbe die Beschränkung erhalten, daß die Beerdigung erst nach Ablauf von 72 Stunden seit dem von den Zeugen bekundeten Momente des angeblichen Todes erfolgen darf;

3) die Leichen müssen nothwendig nach Maaßgabe der vorhergegangenen Krankheit 24 Stunden und länger im Bette liegen bleiben; auch dürfen die Särge durchaus nicht früher, als kurz vor der Beerdigung geschlossen werden. Ausnahmen finden nur auf das Zeugniß approbirter Aerzte statt;

4) diese Bestimmungen finden in dem ganzen Umfange unsers Regierungsbezirkes Anwendung und gelten insbesondere auch für die israelitischen Glaubensgenossen, bei denen mißbrauchsweise an einigen Orten das frühere Begraben der Verstorbenen noch üblich gewesen;

5) jede Uebertretung der hier gegebenen Vorschriften wird mit Polizeistrafe von 1 — 5 Rthlr. und den Umständen nach härter geahndet werden.

Die Beamten des Personenstandes und der Polizei haben sich bei Ertheilung der Authorisation zur Beerdigung, so wie überhaupt nach den obigen Bestimmungen genau zu achten und überdies die letztern besonders darauf zu wachen, daß jede Nichtbeachtung der hier gegebenen Vorschriften zur Untersuchung und Bestrafung gebracht werde. —

Die Regierung zu Reichenbach verband mit einer ähnlichen Verfügung vom 13. Juni 1819 im menschenfreundlichen Sinne folgende Aufforderungen.

„Hiermit müssen die Mittel, vermöge welcher, auch in jeder Landgemeinde, das unter Umständen unumgänglich nothwendige längere Aufbewahren der Leichen, ohne Nachtheil für die Gesundheit der in den Wohnungen der Verstorbenen zurückgebliebenen Menschen, bewirkt werden kann, verbunden werden, welcher wichtige Zweck nur durch die Errichtung der Leichenhäuser für die Städtebewohner, und der Leichenkammern für die Dorfbewohner, zu erreichen ist.“

„Jeder Verschiedene muß bis zu dem Eingetretenseyn der zuverläßigen Kennzeichen des wirklichen Todes, als ein nur Scheintodter noch den Seinigen und nicht der Tiefe der Erde schon Angehöriger, betrachtet, und in der schuldigen Sorgfalt behandelt werden.“

„Von dieser allgemein anerkannten Verpflichtung darf sich Niemand lossagen.“

„Befinden sich auch in großen und kleinern Städten bemittelte Familien in dem Besitze geräumiger Wohnungen, in denen sie den Verstorbenen unter den Ihrigen ein zweckmäßig gelegenes, hinlänglich luftiges und heitzbares Zimmer, ohne Gefahr anweisen, und unter gehörige Aufsicht stellen können, so ist die Anzahl derselben, doch nur die kleinere, weit seltner sind die zahlreichen weniger bemittelten Stadt- und Landbewohner in dem Besitze so geräumiger Wohnungen.“

„Wird nun erwogen, daß diese zahlreichere Klasse genöthigt ist, besonders in der längeren, rauhen Jahreszeit, in den engen Stuben, die meist schon während der

Krankheit mit einer im hohen Grade verdorbenen Luft angefüllt worden, noch bei den Leichen bis zu der Beerdigung Tag und Nacht zu verbleiben; so wird Jeder die unter solchen Umständen nicht so gar selten eingetretene Gefährdung der Gesundheit zu beseitigen wünschen."

„Der Mitwirkung zu der Beseitigung dieser mit der Verhütung des Lebendigbegrabens nahe verbundenen Gefahr durch Theilnahme an der Errichtung der Leichenhäuser und Leichenkammern, kann sich nur derjenige, dem die Leiden der Menschen ganz gleichgültig sind, entziehen."

„Für die Anlagen dieser Art sind die schicklichsten Plätze auf den Gottesäckern selbst; jedoch verdient die Lage jedes Orts hierbei berücksichtigt zu werden. Eine Hauptbedingung für die Zweckmäßigkeit dieser Anlagen ist: daß dieselben weder von den Gottesäckern, noch von den Städten oder Dörfern, für welche dieselben bestimmt sind, zu weit entfernt liegen, damit den Angehörigen und Freunden der Verstorbenen die letzten Liebesdienste der Bewachung und Beerdigung nicht ohne Noth erschwert werden."

„Indem wir diese jedem Menschen wichtige, bis jetzt nicht allgemein genug gewürdigte, Angelegenheit allen Communen ohne Ausnahme, wie auch derselben Vorstehern, angelegentlich empfehlen, fügen wir noch hinzu: daß wir jede derselben, welche ihre Hände an das menschenfreundliche Werk legt, sobald uns hiervon Anzeige zugekommen sein wird, von den einfachen Erfordernissen dieser Anlagen in nähere Kenntniß setzen, auch mit der Anweisung zur angemessenen Behandlung der in dieselben zu bringenden Leichen versehen werden."

„So wie wir überzeugt sind, daß sämmtliche Herren Landräthe und Magistrate diese wichtige Angelegenheit beherzigen werden, erwarten wir nach 8 Wochen Bericht von dem, was in dieser Hinsicht in jedem Kreise und jeder Stadt geschehen ist."

Errichtung der Leichen- oder Todtenhäuser.

Schon **Frank** in seinem System der medicinischen Polizei und der französische Arzt **Thiery** haben die Errichtung der **Todtenhäuser** dringend empfohlen; **Hufeland** hat aber nachher ganz besonders dieselben zur Pflicht gemacht und solche bereits vor 25 Jahren in Weimar zuerst zu Stande gebracht. Sein Vorschlag ist folgender.

1) Man errichte Todtenhäuser, die am schicklichsten auf dem Kirchhofe, besonders wenn er ausser der Stadt liegt, anzubringen wären. In mittlern Städten, wo selten mehr als einige Todte zugleich existiren, wäre Eines hinreichend. In größern könnte jedes Stadtviertel ein eignes haben; denn je weniger Todte zusammen liegen, desto besser für die Halbtodten und die Lebendigen. Vielleicht könnte man die schon über manchen Gräbern existirenden Gebäude sehr leicht dazu einrichten.

2) Das Todtenhaus muß zwar einen starken Luftzug haben, aber doch so eingerichtet seyn, daß es im Winter geheizt werden kann. — Dadurch wird der doppelte Vortheil erreicht, einmal, daß der Frost nicht das noch übrige Leben vernichtet, und zweitens, daß durch die Wärme bei den wirklich Todten desto eher Spuren der Fäulniß und also Gewißheit des Todes erlangt wird.

3) In dieses Todtenhaus wird nun der Leichnam, nachdem er die gewöhnliche Zeit in seiner Wohnung zugebracht hat und da vor Kälte, böser Luft u. dgl. möglichst geschützt worden ist, am Tage des Begräbnisses, mit oder ohne Formalitäten, in einem mit hinlänglichen Luftlöchern versehenen geräumigen Sarg gebracht, daselbst mit unbedecktem Gesichte so lange gelassen, bis sich die Zeichen der Fäulniß einstellen, und sodann erst dem für ihn bereiteten Grabe anvertraut.

Man hat vorgeschlagen, den Transport gleich nach dem Tode vorzunehmen: aber dies würde theils die Zärtlichkeit mancher Personen beleidigen, theils dem etwa noch übrigen Leben durch den schnellen Uebergang aus der natürlichen Wärme in die frische Luft, durch die Veränderung der Lage und andre Umstände schädlich werden. Vier und zwanzig Stunden lang wenigstens müßte man immer abwarten. Nur bei bösartigen Krankheiten und bei Armen, wo die Todten oft mitten unter den Lebendigen liegen, wäre das erste vorzuziehen. —

4) Es müssen unterrichtete, verpflichtete Todtenwärter bestellt werden, die theils auf jede Veränderung derselben und auf jede Spur des Lebens aufmerksam wären, theils den Leichnam gegen alle Anfechtungen diebischer oder muthwilliger Menschen schützten. — Um auch diese Wärter vor allem Nachtheile der Ausdünstungen zu bewahren, könnte man gleich daneben eine Wachstube anlegen, wo dieselben abwechselnd ihre Wachstunden abwarteten. Die nemlichen Weiber, die schon jetzt mit der Bewachung der Todten in ihren Häusern ihr Brod verdienen, würden sehr leicht zu diesem Geschäfte zu haben seyn. Würden nicht auch zärtliche Freunde des Entschlafenen diese Gelegenheit nutzen, ihn noch einige Tage länger zu sehen, und nach etwa merklichen Veränderungen zu forschen? —

5) Die Ober-Aufsicht müßte ein Arzt oder Wundarzt haben, dem von jeder sich ereignenden Veränderung sogleich Nachricht gegeben, und von dessen Entscheidung es zuletzt abhängen würde, ob der Todte schon zu begraben sey oder nicht. —

Wenn man den einleuchtenden Nutzen und zugleich die Leichtigkeit und Einfachheit dieser Einrichtung bedenkt, so kann man kaum zweifeln, daß sie über lang oder kurz allgemein eingeführt werden, und jeder wahre Menschenfreund sich in seinem Zirkel dafür verwenden sollte. —

Die heiligsten Pflichten der Menschheit, unsre Selbsterhaltung, die kindliche, elterliche, eheliche Liebe fordern uns laut auf, dieses Mittel nicht zu versäumen, das einzige, wodurch wir uns und unsre Geliebten vor dem schrecklichsten Schicksale, das je ein Tyran zur Marter erfinden konnte, sichern können, das einzige, wodurch in Zukunft die Seufzer im Grabe, die schrecklichen Ankläger unserer Sorglosigkeit zu verhüten sind.

Keiner von uns, dürfen wir dreist annehmen, ist bei der gewöhnlichen Behandlung vor diesem Schicksale sicher; die Möglichkeit schon muß uns in solchem Falle für Wahrscheinlichkeit gelten, und es versuche jeder, sich auf sein Todbette hinzudenken und diese schreckliche Aussicht dazu, sich an die Leiche seiner Gattin, seines Kindes zu versetzen, die man ihm noch lange vor der gewissen Ueberzeugung ihres Todes entreißt, in einen engen Sarg vernagelt, und vielleicht noch lebend, vielleicht noch hörend, in die schauerliche Nacht des Grabes versenkt! Kann man sichs ohne Grausen denken? Kann man noch einen Augenblick anstehen, den entschlummerten Gefährten unsers Lebens das einzige, was wir ihnen noch geben können, die kleine Wohlthat angedeihen zu lassen, noch einige Tage in der Luft zu verweilen, die sie so lange mit uns getheilt haben? Unmöglich! Es ist der letzte und gerechteste Anspruch, den sie auf unsre Fürsorge machen; es sey auch der letzte Beweis unsrer Liebe und Anhänglichkeit, mehr dieses Namens würdig als aller Leichenpomp und alles Trauerceremoniel.

Aber werden sich nicht manche Schwierigkeiten der Ausführung dieses wohlthätigen Planes widersetzen? Gewiß nicht. Die Einwendungen der medizinischen Polizei sind in obigem gehoben; die bisherigen Gebräuche des Leichenbegängnisses werden, wie auch schon gemeldet ist, für die, die es verlangen, in nichts geändert, ausser daß der Todte einige Tage später in die Gruft gesenkt wird. Aber wer soll die Anstalt machen, wer die Kosten tragen? Dazu dürfte man den Weg der Unterzeichnung vorschlagen, der schon so manches gemeinnützige Gute ins Leben geführt hat. Man eröffne sie mit Erlaubniß der Obrigkeit, und gewiß, es würde leicht seyn, die kleine Summe, die für einen mittlern Ort, z. B. kaum 200 Thaler betragen würde, zur Errichtung des Todtenhauses zusammenzubringen; die Besoldung der Wächter, Heitzung u. s. w. würde dann durch jährliche geringe Beiträge zu erhalten seyn.

Wenn man bedenkt, was für Summen man auf eitle Leichenbegängnisse, auf Monumente, und in katholischen Staaten auf Seelenmessen verwendet, so könnte man ja wohl mit noch mehrerem Rechte für eine das Wohl der Sterbenden so nahe angehende Anstalt Beisteuer und Unterstützung erwarten. Die Gesellschaft der Unternehmer hätte natürlich das erste Recht dazu; aber auch das übrige Publikum, das mit der Zeit gewiß den Nutzen derselben einsehen würde, könnte gegen ein geringes Geld, das zum Unterhalte der Wächter diente, von diesem Hause Gebrauch machen. —

Welcher Triumph für diese edlen Menschenfreunde, wenn über lang oder kurz in diesem Hause einer ihrer Mitbrüder sein Leben wiederfände, und dem schrecklichsten aller Schrecken, dem lebendigen Begräbnisse, entginge! —

So lange noch irgendwo der Errichtung von Todtenhäusern unbesiegliche Hindernisse entgegen stehen sollten, giebt es indeß noch andere überall leicht ausführbare Mittel, der Gefahr des lebendig Begrabens zu entgehen. Dies ist ein schon anderwärts gethaner Vorschlag, nämlich:

Die Errichtung eines Familienbündnisses.

Mehrere an einem Orte lebende Familien, Nachbarn und Freunde werden gewiß, wo keine Leichenhäuser vorhanden sind, geneigt seyn, folgendes schriftliche Uebereinkommen unter sich zu verabreden und abzuschließen.

Wir Endesunterschriebene — Familien-Glieder, Nachbaren und Freunde — verabreden hiermit und verpflichten uns auf das Heiligste, die Leichenhäuser und andre mit großen Kosten und Schwierigkeiten verbundenen Anstalten zum Besten der Scheintodten und zur Verhinderung des Lebendigbegrabens, dadurch entbehrlich für uns zu machen, daß wir — Alle für Einen, und Einer für Alle — folgende Festsetzungen treulich in Erfüllung bringen und ihnen — nöthigenfalls gerichtlich — die pünktlichste Folgeleistung verschaffen zu wollen." —

§. 1. Wir wollen auf dem Bette, worauf — und unter der Decke, worunter — wir sterbend liegen werden, und im Winter in einem mäßig erwärmten Zimmer — so lange ruhig liegen bleiben, bis unser Körper unverkennbare, den Sinnen sich aufdringende, und von Sachverständigen anerkannte, nie bezweifelte Zeichen des erfolgten wirklichen Todes von sich giebt — das heißt: bis der in solcher Lage sehr bald anschwellende Leichnam nicht etwa bloß in eine theilweise — sondern in die über den ganzen Körper sich verbreitende allgemeine Fäulniß übergeht.

§. 2. Es sollen bis dahin, wo diese Fäulniß angefangen haben wird, mehrere — und zum wenigsten Zwei wohlunterrichtete, vorurtheilslose, nüchterne Wächter den Todten bewachen und möglichst aufmerksam beobachten.

§. 3. Damit diese Wächter nicht nachläßig in ihrer Pflicht seyn, und nicht ermüden mögen, soll einem jeden Unterschriebenen nicht nur das Recht zustehen, die Leichenwächter zu jeder beliebigen Tages- und Nachtzeit zu inspiciren, sondern ein jeder von ihnen soll auch verpflichtet seyn, die Leiche — sofern nicht Umstände ihn unumgänglich abhalten — wenigstens Einmal zu besuchen, um ihr durch seine Bemühungen möglichst nützlich zu werden.

§. 4. Von dieser sorgfältigen Aufsicht und Bewachung sind jedoch alle diejenigen Verstorbenen ausgenommen, von welchen der Arzt nach reiflicher Ueberlegung und mit völliger Ueberzeugung, die Versicherung giebt, daß ein Wiedererwachen des Verstorbenen ganz undenkbar und unmöglich sey — welcher Fall sehr oft eintreten dürfte. —

§. 5. Wenn die vermeinte Leiche auch nur das geringste Zeichen eines Lebensüberrestes, oder der Rückkehr schlummernder Lebenskräfte giebt: so soll auf das schleunigste ein Arzt herbeigerufen — bis zu dessen Erscheinung aber die Anleitung des Scheintodten = Wörterbuchs befolgt und in dieser Hülfleistung so lange fortgefahren werden, bis alle Hoffnung ganz dahin ist.

§. 6. Sollte ein unterzeichnetes Familienglied, von niedrigem Geize hingerissen, dem Verstorbenen die §. 1. stipulirte letzte Ruhe im Sterbebette nicht gönnen, und den Leichnam aus irgend einem Grunde vor der festgesetzten Zeit aus dem Sterbebette nehmen, so soll ein solcher Wortbrüchiger — der vielleicht als den Mörder einer Scheinleiche sich selbst anklagen müßte, ausserdem auch noch durch die rechtschaffenern Mitcontrahenten, zu deren Notiz ein solches contractwidriges Verfahren nothwendig gelangen muß — ohne Ansehen der Person vor Gericht gezogen, mit einer namhaften Strafe (etwa zehn Thaler in die Armen = Casse des Ortes?) belegt, und zur unfehlbaren Realisirung dieser Strafe gerichtlich angehalten werden.

§. 7. Zugleich verpflichten sich die Unterschriebenen hierdurch auch, daß sie an keinem ihrer Mitcontrahenten, irgend einen verderblichen Aberglauben, irgend eine entehrende Grausamkeit — z. B. das gewaltsame Wegreißen der Kopfunterlage des Sterbenden, das Zu= und Herandrükken der Augen und der untern Kinnlade u. s. w. ausüben lassen, oder selbst ausüben wollen.

§. 8. Dieser Contract soll gerichtlich vollzogen werden, und damit die Zahl der unterschriebenen Contrahenten niemals aussterben, sich vielmehr vermehren möge, sollen die Eltern verpflichtet seyn, ihre Kinder — sobald diese confirmirt worden sind und zu Verstande gekommen seyn werden, von der Nützlichkeit eines solchen Familien = Bündnisses zu überzeugen, und, sofern die Kinder aus Ueberzeugung wünschen werden, in den Bund mit aufgenommen zu werden, deren Namen unter dem Contract nachtragen und auch diese Unterschriften gerichtlich machen zu lassen.

Je zahlreicher diese Unterschriften sind, desto besser; denn oft kann man durch die Umstände — z. B. durch Krankheit, durch einstweilige Reisen, oder durch gänzliche Veränderung des bisherigen Wohnorts — außer Stand gesetzt worden seyn, die übernommene Verpflichtung an dem sterbenden Mitcontrahenten zu erfüllen — und dann wird die Menge der Verbündeten jenen zufälligen Abgang der Controlleure unbemerkbar und unschädlich machen. — Daher kann es auch nicht schaden, wenn man, veranlaßt durch Verwandtschaft mit mehreren ganz verschiedenen Familien, besonders in größern Städten, mehrern ähnlichen Contracten durch seine Namens-Unterschrift beitritt.

Es geschehen so viel Dinge um und neben uns, und wir geben uns ihnen selbst hin, obgleich sie längst als Vorurtheile und schädliche Mißbräuche anerkannt sind; aber Gewohnheit und Herkommen üben eine Gewalt über uns aus, die wir selbst nicht begreifen, und der wir aller bessern Begriffe und Ansichten ungeachtet unterliegen. Ich theile daher die Bemerkungen mit, welche wir einem aufgeklärten menschenfreundlichen Arzte über

die Leichenbegängnisse, als Ursache der Krankheit und des Todes,

verdanken.

Bei den Leichenbegängnissen wird leider noch in den mehresten Orten nicht diejenige Rücksicht auf die Gesundheit der Menschen genommen, welche die Pflicht der Selbst- und Menschen-Erhaltung bei einer vorurtheilsfreien Ansicht doch nothwendig von uns fordern sollte.

Es wird daher auch nicht ohne Nutzen seyn, den gewöhnlichsten Gebräuchen bei den Beerdigungen unserer Todten, rücksichtlich ihres Nachtheils, den sie leicht haben können, hier eine kurze Betrachtung zu widmen.

Man findet häufig, daß Leichen von den Hinterbliebenen 6, 8 und mehrere Tage in den Sterbehäusern aufbewahret werden, ehe sie zum Wohnhofe der Todten gebracht, und dem Schooße der Erde übergeben werden. Ich finde es den gefühlvollen, menschlichen Herzen der Hinterbliebenen ganz gemäß, daß es ihnen schwer fällt, sich nach dem Tode ihrer Lieben auch von ihren irdischen Resten zu trennen, ich finde es rühmlich, daß man mit dem Begraben der Verstorbenen nicht zu leichtsinnig verfährt, daß man erst von dem wirklichen Tode der Seinigen gewisse Ueberzeugung erlangen will. Dennoch aber muß ich es tadeln, wenn man die Leichen so lange in den Sterbehäusern selbst aufbewahrt, weil die Luft dadurch verunreiniget und mit schädlichen Dünsten erfüllt wird, auch wohl gar nach manchen Krankheiten der Verstorbenen eine Ansteckung verbreitet werden kann. Darum hat man in vielen Städten Leichenhäuser erbauet, damit die Leichen früher schon aus den Wohnungen der Menschen entfernt, und daselbst bis zur Gewißheit des wirklichen Todes aufbewahrt werden können. Leider aber wird von denselben zu diesem Zwecke noch viel zu wenig Gebrauch gemacht. Ich möchte fast den Grund hiervon nur allein in der Eitelkeit der Menschen suchen, die da glauben, daß ihren Leichen dadurch, daß sie vor der wirklichen Beerdigung aus dem Hause geschafft werden, eine gewisse Beschimpfung widerfahre.

Ueber das Falsche dieser Ansicht der Sache selbst will ich nichts sagen. Aber wie leicht könnte man hier abhelfen, wenn man die Leiche mit allem Pompe, den man bei der wirklichen Beerdigung zugelassen haben würde, in das Leichenhaus brächte, daselbst dieselbe mit so vielem Aufwande, als man für gut findet, und mit so vieler

Sorgfalt, als zur Beruhigung der Hinterbliebenen dienet, bewachen ließe, allenfalls auch täglich selbst die Leiche besuchte, und dann bei eintretender Gewißheit des Todes die Leiche von dort aus zur Ruhestätte bringen ließe.

Nicht selten bestehet auch noch die Gewohnheit, die Leichen auf längere oder kürzere Zeit vor der Beerdigung zur Schau auszustellen. Es ist dieses, wenn wir es beim Lichte betrachten, nichts anders als eine Eitelkeit der Hinterbliebenen, welche aber ihnen selbst und andern Menschen leicht Gefahr bringen kann.

Die Neugierde, welche die Menschen reitzt, die Leichen zu sehen, ist nicht selten schon dadurch bestraft worden, daß sie sich durch Erschrecken bei dem Anblick der Leiche, oder durch die Leichenausdünstung, Krankheiten zugezogen haben. Geschiehet gar das Ausstellen der Leichen zur Schau in Zimmern in unteren Stockwerken, deren Fenster frei gelassen werden, oder wohl gar auf dem Hausflure bei offenen Thüren, so kann sich der Nachtheil auch auf die Vorübergehenden schon erstrecken. Ich erinnere mich eines traurigen Beispieles der Art. Ein junges sonst gesundes Mädchen, ging einst nahe vor den offenen Thüren eines Sterbehauses vorbei, und wurde durch den unerwarteten Anblick einer auf dem Hausflure zur Schau gestellten Leiche, dergleichen sie noch nie gesehen hatte, so sehr erschreckt, daß sie zur Stunde einen heftigen Frost bekam, bleich und zitternd nach ihrer Zuhausekunft sich sogleich zu Bette legen mußte, und so krank wurde, daß sie nach einem Lager von wenigen Tagen starb.

Der an vielen Orten noch herrschende Gebrauch, daß die Leichen von dem Sterbehause nach dem Kirchhofe getragen werden, ist gleichfalls als nachtheilig zu betrachten. Die Träger entgehen, wenn gleich die Leiche allemal etwas über ihnen erhaben ist, auf dem ganzen Wege, bei stiller Luft Alle, bei bewegter Luft wenigstens die auf der dem Winde entgegengesetzten Seite Gehenden, dem

Geruche der Leiche nicht ganz, und können leicht davon Schaden nehmen. Daher scheint auch der bei einigen Völkern üblich gewesene Gebrauch entstanden zu seyn, daß jedem Leichenträger eine Citrone gegeben wird. Nicht selten treibt bei der Bewegung der Leichen, welche schon in Verwesung überzugehen angefangen haben, eine übel riechende Feuchtigkeit aus ihnen ab, oft so reichlich ab, daß sie aus den Fugen nicht ganz dichter Särge auf die Kleidung der Träger herabträufelt.

Wie leicht kann da Schrecken, Ekel und Furcht der Gesundheit der Träger, wohl gar ihrem Leben Gefahr bringen. Es wäre deshalb sehr zu wünschen, daß das Fahren der Leichen in einem verdeckten Leichenwagen allgemein eingeführt würde!

Leichenbegängnisse des Morgens ganz frühe haben an einem schönen Sommermorgen zwar allerdings etwas sehr Feierliches; sie können aber zu jeder Jahreszeit, und insbesondere in den kälteren und rauheren Jahreszeiten, der Gesundheit, sowohl der Träger als Begleiter, leicht nachtheilig werden. Um sich davon zu überzeugen, erwäge man nur, daß die Träger sowohl, als auch die Begleiter, sich zu bald nach dem Aufstehen aus dem Bette der allemal kälteren, oft rauheren Morgenluft, die der Gesundheit nie zuträglich ist, aussetzen müssen, daß sie nach dem Stehen auf dem Kirchhofe kalte, oder doch wenigstens, in den wärmeren Jahreszeiten in dem bethaueten Grase, nasse Füße bekommen, daß sie, weil die Einsaugung des Morgens am stärksten ist, auch am leichtesten von der Leichenausdünstung u. s. w. Nachtheil schöpfen können, und endlich, daß sie durch den ungewohnten zu frühen Genuß geistiger Getränke, und das Essen von Backwerken, wozu bei Leichenbegängnissen Gelegenheit gegeben wird, an ihrem Magen leicht Schaden nehmen.

Das Begraben der Leichen des Abends spät, welches jetzt an manchen Orten schon weniger geschieht als vormals, ist ebenfalls der Gesundheit der dabei anwesenden

Personen leicht nachtheilig. Denn es ist die Luft am Abend gemeiniglich kalt und feucht, und sowohl deshalb, als auch wegen der Veränderung ihrer wesentlichen Beschaffenheit sowohl überhaupt, als auch besonders auf Kirchhöfen, den Menschen weniger zuträglich als am Tage.

Auch wirkt die Beunruhigung der Gemüther derjenigen, die mit dem Begräbnisse zu thun haben, am Abend nachtheiliger auf den Körper, und stört die Ruhe in der Nacht. Zu keiner Zeit ist das Begraben der Leichen von wenigerem Nachtheile für die Gesundheit derer, die bei dem Leichenbegängnisse zu thun haben, als am Nachmittage. Es wäre daher zu wünschen, daß man zu den Leichenbegängnissen auch diese Zeit allgemein bestimmte. Daß die Begleiter der Leichen auf dem Kirchhofe dem Einflusse des Windes und der Witterung ausgesetzt stehen bleiben, bis die Leichen völlig mit Erde bedeckt, und der Grabhügel vollendet ist, ist besonders im Winter, und bei rauher Witterung in andern Jahreszeiten ein der Gesundheit nachtheiliger Gebrauch. Wäre es nicht besser, wenn die Begleiter der Leiche bis zur Vollendung des Grabhügels in ein Zimmer des Leichenhauses, oder in die Kirchhofskapelle, deren eines man doch wohl auf den mehresten Kirchhöfen antreffen möchte, oder wenn beides nicht wäre, in die Kirche oder ein anderes Gebäude träten, und dann erst nach Vollendung des Grabhügels zur Verrichtung ihres Gebets nach demselben hingingen?

Endlich muß ich auch noch den Gebrauch, daß alle am Grabe anwesende Personen bei Verrichtung ihres Gebets am Grabhügel das Haupt entblößen, als der Gesundheit leicht nachtheilig anführen. Wie leicht wird da besonders bei kaltem und rauhem Wetter, im Regen oder Schnee dieser empfindliche Theil des menschlichen Körpers erkältet, wie leicht können dadurch die Zahnschmerzen, Augenentzündungen, Ohrenschmerzen, die hartnäckigsten Kopfschmerzen und andere üble Folgen veranlaßt werden.

Bei jeder Art von Leichenbegängnissen ist daher durchaus darauf zu halten, daß dabei kein Gebrauch vorkomme, welcher der Gesundheit, oder wohl gar dem Leben irgend eines Menschen auf irgend eine Weise Gefahr bringen könne. Die Pflicht gegen Verstorbene, so heilig sie uns auch seyn soll, muß nicht über ihre Grenzen, und auf Kosten der Gesundheit der Lebenden ausgedehnt werden.

Wegen Behandlung der Leichen von Personen, die an ansteckenden Krankheiten verstorben sind,

hat die Königliche Regierung zu Merseburg unterm 12. Aug. 1819 folgende Verordnung erlassen.

Wir bringen in Erfahrung, daß bei Beerdigung der an ansteckenden Krankheiten verstorbenen Personen, hin und wieder nicht nach den deshalb gegebenen Vorschriften verfahren wird. Dies veranlaßt uns, folgende gesetzliche Bestimmungen in Erinnerung zu bringen:

1) In Fällen, wenn Jemand an einer ansteckenden Krankheit, worunter vorzüglich die Blattern, Masern, das Scharlachfieber, die Ruhr und das Faulfieber zu zählen sind, verstorben ist, sollen, außer den Geistlichen und Schuldienern, und etwa solchen Personen, welche in der Behausung des Verstorbenen sich aufgehalten, und durch Vorsichtsmaaßregeln gegen Ansteckung sich gesichert haben, keine andere Personen zur Begleitung der Leiche zugelassen werden. Hiernach ist besonders den Schulkindern und andern Zuschauern der Eintritt in das Sterbehaus nicht zu gestatten, vornemlich aber muß die Oeffnung der Särge im Hause, beim Abholen der Leiche, oder auf dem Gottesacker, ingleichen das Ausstellen der Leiche zur Schau, durchaus unterbleiben, vielmehr ist die Beerdigung der Leichen in aller Frühe und Stille zu bewirken. Die Herren Geistlichen und sämmtliche Ortspolizeibehörden fordern wir auf, strenge auf diese Vorschriften zu halten, und ihre Verletzung zur ernstlichen Rüge anzuzeigen.

2) Die vorgeschriebene Anzeige plötzlicher Todesfälle an die öffentlichen Aerzte unterbleibt, dem Vernehmen nach, nicht selten, ja man soll sogar hin und wieder ohne ärztliche Einwilligung die Beerdigung der Verstorbenen noch vor Ablauf von 48 Stunden nach dem Abscheiden bewirken. Auch diesem Mißbrauche muß durch die Herren Geistlichen und Polizeibehörden kräftigst gesteuert werden.

Endlich 3) machen wir den Herren Landräthen in den ehemaligen Sächsischen Landestheilen zur Pflicht, darauf zu halten, daß in Gemäßheit des Mandats vom 11. Februar 1792 §. 2. überall Leichenwäscherinnen angestellt, gehörig instruirt, und verpflichtet werden.

Zum Schlusse dieses Werkchens empfehle ich noch einige leicht anwendbare Vorsichtsmaaßregeln unter lebensgefährlichen Umständen, und zwar zuvörderst in Ansehung der

möglichsten Sicherstellung gegen ansteckende Krankheiten und zufällige Vergiftungen.

Unter dem großen Heere der Krankheiten giebt es zwei Arten, die dem Menschen vorzüglich gefährlich sind, nämlich die herrschenden oder epidemischen und die ansteckenden Krankheiten. Unter den herrschenden werden diejenigen verstanden, welche aus einer allgemein verbreiteten nachtheiligen Veränderung der Aussendinge entspringen und viele Menschen in Einer Gegend oder Einem Ort zugleich angreifen. Ansteckend sind gewisse Krankheiten, die im lebenden thierischen Körper ein eigenthümliches Gift erzeugen, welches, wenn es einem andern Körper mitgetheilt wird, die Kraft hat, sich in demselben zu entwickeln und die nämlichen Krankheiten hervorzubringen, die der ansteckende hatte. Solche ansteckende Gifte verbinden sich zuweilen mit den herrschenden Krankheiten, wodurch diese dann doppelt gefährlich werden.

Zu der Klasse von Krankheiten, deren Ansteckungsstoff sich blos durch Berührung mittheilt, besonders wenn er in Wunden oder auf Theile, die mit einer feinen Haut überzogen sind, gebracht wird, gehört die Hundswuth, die Lustseuche, die Krätze, Flechten und andere bösartige Ausschläge, Schwindsucht, Gicht, Podagra u. a. m.; aber nicht blos durch unmittelbare Berührung, sondern auch durch Wäsche und Kleider, die mit dem Ansteckungsstoffe verunreiniget sind, können diese Krankheiten mitgetheilt werden. Da sich dieser fixe Ansteckungsstoff durch die Luft nicht fortpflanzt, so ist man vollkommen gesichert, wenn man sich vor der Berührung des Kranken und dessen, was er an seinem Körper getragen hat, hütet. Andere ansteckende Krankheiten aber, wie die Pest, die Pocken, die Masern, der Scharlach, die Ruhr, das Fleckfieber, das Nervenfieber und andere bösartige, nie einen faulichten Stoff entwickelnde Fieber, haben einen flüchtigen Ansteckungsstoff, der die Krankheit schon dann weiter fortpflanzt, wenn er durch die Luft auf andere Menschen übergeht. Kann man es nicht vermeiden, sich Personen zu nähern, welche an solchen Krankheiten darnieder liegen, so muß man seine Zuflucht zu möglichen Schutzmitteln nehmen. Auffallend ist es aber, daß für die Ansteckungsstoffe nicht alle Körper gleiche Empfänglichkeit haben. Manche bleiben nicht nur bei bösartigen Epidemien, sondern selbst im genauesten Umgange mit solchen Kranken verschont. Obgleich wir diese Empfänglichkeit unsers Körpers vorher nicht bestimmen können, so lehrt doch die Erfahrung, daß dieselbe durch eine erhöhete Empfindlichkeit der Nervensysteme, eine vermehrte Thätigkeit der Einsaugungsgefäße und verminderte Ausdünstung begünstiget werde. Wir müssen also die Empfänglichkeit unsers Körpers möglichst zu verhüten oder zu vermindern suchen. Dazu werden allen denjenigen, die Pflicht und Beruf haben, sich dergleichen Kranken zu nähern, folgende Vorsichtsregeln empfohlen.

1) Man nähere sich dem Kranken mit der möglichsten Ruhe des Bluts und des Gemüths, mit Entschlossenheit und Furchtlosigkeit. Furcht und Muthlosigkeit schwächen den Körper, und machen ihn, wie starker Schweiß, zur Aufnahme jeglichen Krankheitsgifts desto geneigter. Man sey daher lieber etwas dreist als furchtsam. Auch verliert sich durch öftern Umgang mit solchen Kranken unsere Empfänglichkeit für das Ansteckungsgift.

2) Man kann sich mit einem Anzuge von Wachstaffet auf die bloße Haut schützen, der aber auch die Ohren und den Obertheil des Haupts bedeckt.

3) Man gehe nie nüchtern zu seinem Kranken, sondern esse etwas Brot und gebratenes Fleisch und trinke vorher ein Glas guten Wein, oder wenn man an Branntwein gewöhnt ist, ein Gläschen Wachholderbranntwein oder ein paar Tassen schwarzen Caffee.

4) Vor dem Eintritt ins Krankenzimmer ist es gut, Gesicht und Hände mit irgend einem aromatischen Essig anzufeuchten, und davon etwas in den Mund zu nehmen.

5) Man lasse das Krankenzimmer vorher gehörig lüften, Fenster und Thüren, während der Kranke zugedeckt, oder hinter einem Bettschirme hinter vorgezogenen Bettvorhängen liegt, weit öffnen, um frische reine Luft einzulassen, die auch durch Luftzüge nahe am Fußboden zuströmen kann, ohne den Kranken unmittelbar zu treffen. Unreine Wäsche und andere vom Krankheitsstoffe beschmutzte Dinge müssen aus dem Zimmer entfernt werden. Oder die Krankenstubenluft werde immerfort, aber nicht durch gewöhnliche Wachholder- und Harzräucherungen, welche den Gestank nur verlarven, ohne zu zersetzen, sondern durch reine Wasser-, Essig-, Schwefel-, noch mehr durch Salpeter- oder salzsaure Dämpfe gereinigt und verbessert. Zu salpetersauren Räucherungeu kann man einem, oder je nach der Weite des Raumes mehreren Lothen feingepulverten gereinigten Salpeters in einer porzellanen Schale nach und nach so viel reine Schwefelsäure tropfen-

weise zusetzen, bis das mit einem thönernen Pfeifenstiel umgerührte Gemenge zu brausen anfängt und weiße Dämpfe ausstößt, denen man mit Mund und Nase ausweichen muß. Die gemeinen salzsauren weißlichen Dämpfe entwickeln sich schneller aus vier Theilen abgeknisterten Kochsalzes, denen man in weiterer Entfernung vom Bette und bei zurückgehaltenem Athem ꝛc. auf einmal fünf Theile Schwefelsäure zugießen läßt. Noch wirksamer, aber auch reitzender, für empfindliche Lungen, wenn man nicht dagegen Mund und Nase wohl verschließt, sind die übersalzsauren Dämpfe, die sich aus fünf Theilen mit einem Theil schwarzen Braunsteinpulvers aus der Apotheke gut zusammengeriebenen Kochsalzpulvers über Lampenfeuer entwickeln, wenn auf dieses erhitzte Gemenge zuerst zwei Theile Wasser, und zuletzt drei Theile Schwefelsäure gegossen, oder allmählig getröpfelt werden. Zu schwefelsauren Räucherungen reibt man vier Theile gepulverte Schwefelblumen mit einem Theil Salpeter zusammen, verbreitet dieses Pulver in dünnen Schichten, auf einer Eisenplatte, Glasscheibe ꝛc., und zündet es ringsum an, damit es pyramidalisch brenne. Diese Räucherungen müssen mit Vorsicht und von Sachkundigen angestellt werden.

Schwächer wirkt der Weinessig, den man entweder auf den Boden oder an die Wände spritzt und damit angefeuchtete Tücher hin und wieder im Zimmer aufhängt, oder welchen man in flachen Geschirren auf dem heißen Ofen oder über Weingeistlampenfeuer, oder den man als reine Essigsäure sich freiwillig verflüchtigen läßt, nur nicht auf glühenden Steinen oder Eisen, noch vielweniger auf glühenden Kohlen verdampfen läßt; letztere müssen überhaupt nicht ins Krankenzimmer kommen. Auch kann man einen Topf mit kochendem Essig in die Stube bringen und ihn verdampfen lassen, Dampf von Räucherpulver und Wachholderbeeren ist unnütz, die Luft wird dadurch nicht verbessert, sondern die schlechten Dünste nur verdickt und eingehüllt. Um manche zu lange und zu fest haftende Uebelgerüche wenigstens einstweilen zu maskiren, dienen indeß mäßige Räucherungen vermittelst des sogenannten Königsrauchs, der Räucherkerzchen ꝛc. in einem augenblicklichen Luftzuge. Allenfalls kann auch der Prediger oder ein andrer Besuchende in einem gläsernen Flacon mit eingeriebenem Stöpsel eine Mischung aus reinem Salpeter und Schwefelsäure bei sich tragen, und beim Oeffnen des Glases mit den daraus hervortretenden Dämpfen seine nächste Atmosphäre durchräuchern. Dabei trete der Besuchende

6) **mehr zur Seite über dem Haupte** vom Kranken, um dessen Athem auszuweichen, wende sich jedesmal ab, wenn dieser sich räuspert, seine Bettdecke lüftet ꝛc., nähere sich überhaupt ihm nicht weiter, als es nöthig ist, und vermeide möglichst alle Berührung desselben und seines Bettes. Er kaue, so lange er im Krankenzimmer ist, etwa Gewürznelken, oder Zimmt, Wachholderbeeren, oder Myrrhe, Kalmus- oder Angelikwurzel, und werfe fleißig den Speichel darauf aus. Vor Mund und Nase halte man entweder obiges Riechglas, oder in dessen Ermangelung, einen mit gewürzhaftem Essig getränkten Schwamm, und besprenge auch damit das Krankenlager. Ist man ein Tabaksraucher und leidet der Kranke nicht an Brustzufällen; so kann man auch rauchen, nur muß der Speichel nicht verschluckt werden.

7) Bekanntlich soll der **katholische Geistliche** bei der letzten Oelung auf die äußern Sinnorgane: Nase, Ohren, Augen, Mund und Handflächen des Sterbenden das heilige Oel mit den bloßen Fingern streichen, und, wenn nicht durch dieses selbst gesichert genug gegen Hautaufnahme des Ansteckungsgifts, die letzte Oelung mit einem hölzernen Spatel geben. Allein beide Mittel schützen, ohne die bisher empfohlenen, keinesweges allein vor Ansteckung, höchstens noch gegen Krätze, Syphilis, Hundswuth, wahren Krebs u. a. Krankheiten, die sich nur durch Berührung mittheilen, am wenigsten aber gegen Menschenpok-

ken, Masern, Scharlachfieber, typhösen Land- und See-scorbut, wahre levantische oder orientalische Pest, und andere ansteckende Thyphusfieber, welche zugleich durch die Luft weiter um sich greifen.

8) Krätzige muß man durchaus nicht unmittelbar betasten; daher soll sich der Schullehrer nicht ohne Unterschied von Schulkindern rc., die so leicht Alle, wenn nicht auf Reinlichkeit streng geachtet wird, in der Schule sich selbst unter einander anstecken können, seine Hände ergreifen und küssen lassen.

9) Von syphilitischer und carcinomatöser Ansteckung hat der Seelsorger bei der letzten Oelung nichts zu besorgen, wenn er, statt der mit Geschwüren bedeckten Hautstellen, reine, gesunde wählt, und seine etwa besudelten Hände sogleich wieder abwäscht, oder des hölzernen Spatels sich sogleich bedient.

10) Sehr vorsichtig muß man sich benehmen bei dem Besuch eines wüthenden und wasserscheuen Menschen. Man gehe zu solchen Unglücklichen nie im höchsten Grade oder während der Paroxismen ihrer Krankheit, hüte sich von ihnen gebissen oder gekratzt zu werden, und lasse den Wasserscheuen nichts Flüssiges, nichts Helles, Funkelndes rc., weder sehen, noch fühlen, das die Meisten ohne neuen Wuthausbruch durchaus nicht vertragen können. Uebrigens pflanzt sich das Hundswuthgift nur durch frische Hautwunden gleichsam eingeimpft, ansteckend auf Andere fort.

11) Nach jedem Besuch ansteckender Kranken, muß man, so wie nach deren Leichenbegleitung, welche hier, wie schon oben bemerkt ist, ganz unterbleiben sollte, zu Hause Gesicht und Hände mit kaltem Wasser oder Weinessig waschen, desgleichen den Mund mit Weinessig oder einer verdünnten Aschenlauge ausspühlen, davon etwas in die Nase schnupfen, oder Branntwein, Salzwasser, oder stark gewässerte Schwefel-, Salpeter- oder Kochsalzsäure einziehen. Wer nicht Tabaksschnupfer ist, suche sich durch

eine Priese Tabak zum Niesen zu bringen. Zugleich wechsele man schnell seine Kleider, lasse sie in freier Luft aufhängen, und sorgfältig durchräuchern.

Zu einer Zeit, wo ansteckende Krankheiten im Orte sind, die sich als Folgen von Krieg, Mißwachs, Theuerung erzeugt haben, und durch die Nähe großer Hospitäler und durchziehender Heere Nerven= und Faulfieber und Ruhren allgemein verbreiten, ist es besonders nöthig, sich durch eine regelmäßige Lebensordnung vor Ansteckung zu sichern. Man genieße lauter gesunde, kräftige Speisen in reichlichern Portionen, trinke ein Glas Wein mehr, als gewöhnlich, beobachte in Allem die strengste Reinlichkeit, vermeide Alles, was auch nur augenblicklich den Körper schwächt und abspannt, und suche sich immer eine heitere gesunde Seele zu bewahren in einem gesunden Leibe.

Spürt man, daß der Körper angegriffen ist, findet sich ein Wiederwille gegen Speisen, verbunden mit Kopfschmerzen oder Eingenommenheit des Kopfes und Mattigkeit ein, so enthalte man sich alles Essens, faste einen Tag lang und trinke viel Limonade oder auch reines Wasser. Findet sich nach Verlauf von 24 Stunden keine Besserung, so suche man ärztliche Hülfe.

Etwanige Ansteckung läßt sich durch alsobaldiges Waschen des ganzen Körpers mit gewürztem Essig, und nach eingeholtem ärztlichen Rath, durch Uebergießung mit kaltem Wasser, durch Brechmittel ꝛc., nicht selten im Keime noch ersticken.

12) Da Gemüthskrankheiten zu den ansteckendsten gehören, so rüste sich derjenige, welcher dergleichen psychisch zu behandeln hat, doch ja mit einem starken, kräftigen Geiste, um damit den wirren Ideen solcher Kranken männlich genug entgegenwirken zu können. Er prüfe sich selbst zuvor gewissenhaft, denn nur zu leicht kann ein Schwachgeistiger in das Gedankenlabyrinth seines Gemüthskranken mit hineingezogen werden. —

13) Endlich kann es sich beim katholischen Clerus ereignen, daß Kloster- und Weltgeistliche, statt eines guten, reinen Weins de vite, bei der Messe einen schlechten, ja wohl gar absichtlich, oder zufällig durch langes Stehenbleiben in unsaubern bleizinnernen Gefäßen, und in bleiernen, in kupfernen oder messingenen Meßkännchen rc., dort mit Blei-, hier mit Grünspantheilen vergifteten Altarwein trinken müssen.

Die Mittel, dergleichen Vergiftungen zuvorzukommen, hat, ausser einer wachsamen Polizei, selbst der Seelsorger, zumal auf dem Lande, als specieller Aufseher der Kirchenpolizei, in seiner Hand. Ihm liegt es ob, nur gute, echte Weine unverdächtige Gefäße dazu anzuschaffen, die Küster aber und Sakristanen zu deren sorgfältiger Reinhaltung streng anzuhalten.

Verfälschte Weine kann er einem Apotheker oder andern Sachverständigen zur Prüfung übergeben, oder selbst untersuchen; letzteres geschieht durch einen Theil der frisch und gut bereiteten Hahnemannschen Bleiprobe aus der Apotheke mit zwei Theilen des gebleieten Weins wohl umgeschüttelt, wo sich die Bleivergiftung durch dunkle Wölkchen und einen schwarzbraunen flockigen Bodensatz verräth, während ein bleifreier davon hell und durchsichtig bleibt.

Da die ansteckenden Krankheiten, als Faulfieber, hitziges Nervenfieber, Ruhr, Schwindsucht oder Abzehrung mit starkem Schweiß und Eiterauswurf begleitet, venerische Uebel, Krätze, Skorbut, Krebsschaden, Pocken und weißer Friesel, Hundswuth, sich nicht nur durch den Dunstkreis des Kranken, sondern auch nachdem derselbe genesen oder verstorben ist, sich durch das Krankenzimmer und die gebrauchten Geräthschaften weiter verbreiten können, so beobachte man deshalb folgende Maaßregeln: Man lasse das Krankenzimmer drei Wochen lang Tag und Nacht dem freien Luftzug ausgesetzt seyn, lasse die Wände weißen und die Fenster abwaschen. Den

Fußboden, die Bettstelle, die Stühle und alles Geräthe von Holz lasse man mit Lauge abwaschen, und es einige Wochen lang der Luft ausgesetzt seyn. Bettstroh, Nachteimer, schlechte Wäsche, sehr gebrauchte und verunreinigte Kleider werden verbrannt. Gute Betten müssen wenigstens einen Monat lang der Luft ausgesetzt, stark und oft geklopft, und so lange wie möglich nicht in Gebrauch genommen werden. Pferdehaarne Matratzen und Polsterstühle lasse man umarbeiten, die Haare reinigen und die Ueberzüge in Lauge waschen. Eben so müssen brauchbares Linnen und gute Kleider, die der Kranke während der Krankheit getragen hat, mit Lauge und Seife, mit Bieressig oder Branntweinspülig gewaschen, ausgekocht, oder auch geschwefelt werden. Am sichersten ist es, von den verunreinigten Betten die Bettfedern sorgfältig zu kesseln, und die Inlette zu waschen. — Trödler dürfen dergleichen Sachen bei harter Strafe zu ihrem Gewerbe nicht kaufen. — Die Erfahrung lehrt, daß durch Unvorsichtigkeit in dieser Hinsicht manche Krankheiten, vorzüglich die Schwindsucht, in ganzen Familien verbreitet werden. Es ist daher in manchen Fällen am sichersten, solche Kleidungsstücke zu verbrennen oder zu vergraben.

Vorsichtsregeln bei Gewittern.

Wie nahe oder fern ein bestimmter Ort von einem nahenden Gewitter sey, läßt sich nach der Zeit berechnen, die zwischen Blitz und Schlag ist. Es ist nämlich entschieden, daß jeder Schall, also auch der Donner, in einer Sekunde 1000 Fuß, folglich in höchstens 24 Sekunden eine deutsche Meile durchläuft. Hört man nun den Donner z. B. erst 6 Sek. nach dem Blitze, so ist das Gewitter noch eine halbe Stunde von uns entfernt. Hört man den Donner 12 Sekunden nach dem Blitze, so steht das Gewitter noch eine Stunde von uns u. s. w.

Die Sekunden kann man zwar nach Pulsschlägen zählen; weil aber der Puls nicht immer und am wenigsten bei Gewittern, durch welche das Blut erhitzt wird und schneller läuft, gleich geht, und in einer Minute mehr als 60 mal schlägt, so ist es besser, wenn man sich durch Uebung gewöhnt, in einer Minute genau und richtig 60 zu zählen. Ob Gewitter nahe kommen, oder auf welcher Seite sie vorbeiziehen könnten, läßt sich, wenn man längere Zeit Gewitter beobachtet hat, am Tage aus dem Zuge der Gewitterwolken, und des Nachts daraus ziemlich genau entnehmen, ob die Blitze immer in grader Linie sich nähern, oder nach und nach immer mehr links oder rechts erfolgen. Zuweilen übereilen uns aber auch Gewitter ganz unerwartet. Dies ist dann der Fall, wenn sich Gewitterwolken grade über uns, oder doch nur in einer kleinen Entfernung von uns zu bilden anfangen. Denn hier kündigen sie sich sogleich mit einem nahen heftigen Schlage an.

Die Gewittermaterie bildet eine Atmosphäre um die Wolken, welche oft der Erde so nahe ist, daß auf ihr alle die Gegenstände in große Gefahr kommen, durch welche die elektrische Materie einen Abfluß gewinnen kann, als z. B. Thürme, Bäume, thierische Körper u. s. w. Dieser Fall ist da, wenn leichte Körper, z. B. Staub, Strohhalme u. s. w. von der Erde in die Höhe gehoben werden, oder wenn man mit dem Gesichte gleichsam in einem Spinngewebe zu seyn glaubt, oder wenn man während dem Gewitter eine erstickende Luft verspürt, die sich durch ängstliche Beklemmung, Frost und mehrere andere schnelle Veränderungen am Körper äußert.

Je niedriger eine Gewitterwolke steht, um so gefährlicher ist sie, je höher aber die Dünste gehoben werden, desto seltnere, doch aber desto heftigere Ausbrüche gegen die Erde erfolgen dann. Die Wolken sind hier hell, aufgethürmt und felsenähnlich. Heftige Regengüsse vermehren die Gefahr, weil die Blitze dadurch leichter und häufiger nach der Erde herabgeleitet werden, obschon dadurch auch die Gewitter geschwinder sich zu endigen pflegen. Trockene Luft vermehrt die Heftigkeit des Gewitters. Es blitzt zwar seltner, aber fast alle Blitze brechen mit Heftigkeit durch die Luft gegen die Erde. Beim Abzuge ist das Gewitter bisweilen gefährlicher als beim Anzuge, weil der Blitz zu seiner Bewegung eine gewisse Zubereitung der Luft erfordert, welche erst geschicht, wenn das Wetter eine Weile über einem Orte gestanden hat. Einem Gewitter folgen gewöhnlich mehrere; dasjenige kommt jedoch nie wieder zurück, welches schon da war und weiter zog. Demnach beurtheile man, ob während eines Gewitters man in Gefahr ist, oder nicht. Die Regeln nun aber, die man zu seiner Sicherheit bei einem Gewitter beobachten muß, sind sowohl allgemeine, als auch besondere.

Die allgemeinen lassen sich hieraus leicht erkennen. Die gefährlichsten Stellen zur Zeit des Gewitters sind: die, wo einzelne Bäume stehn, besonders Eichen und Weiden; — Orte, welche mit unreinlichen, stinkenden und brennbaren Materialien angefüllt sind, wo Dünste von Menschen und Vieh, desgleichen wässerige, in großer Menge und nicht in die Höhe steigen, z. B. Schaafställe, Schornsteine, besonders darunter befindliche Heerde mit Feuer, Scheunen voller Getreide u. s. w; — ferner: nahe am Wasser, wie auch auf Berggipfeln stehende Gebäude, Thürme, Kirchen und andere hohe hervorragende Gebäude, überhaupt auch schon die oberen Stockwerke der Häuser, hohe Berge u. s. w. Auf freiem Felde sind Menschen deshalb in Gefahr, weil sie daselbst die einzigen hohen Gegenstände sind. In Gefahr sind Menschen ferner, wenn sie der Bahn des Wetterstrahls im Wege sind, z. B. wenn sie sich zwischen zwei Stücken Metall befinden, von deren einem er den Uebergang zum andern, oder unter einem Stücke Metall, von welchem er den

Uebergang zur Erde sucht, desgleichen, wenn sie sich nahe an Körpern befinden, in denen er herabfährt, und die ihm ziemlich Widerstand leisten, z. B. Holz, Steine u. s. w. und von denen er deshalb ab- und auf den Menschen springt. So werden bisweilen Menschen vom Blitze getödtet, welche sich unter einem Baume, einem Busche, in einem Heu- oder Getreidehaufen u. s. w. auf dem Felde verbergen wollen. Gefährlich ists auch, während des Gewitters nahe an einer Wand, einem Pfeiler, einer Pfoste, woran ein Blitzstrahl herabfahren kann, oder in den Winkeln der Zimmer, bei vergoldeten Rähmen, eisernen Gittern, Oefen, Feuerherden oder Thüren zu stehen. Wer Metall an sich trägt, z. B. Messer, Feuerstahl, Beile, Spaten oder dergl., leitet ebenfalls den Blitz auf sich, und muß solches daher ablegen. Dagegen wird man durch in der Nähe bis zur Erde in einer ununterbrochenen Strecke herabgehendes Metall geschützt. Man vermeide also zur Zeit eines Gewitters alle jetzt angegebenen Stellen. Eben so wenig gehe man augenblicklich dahin, wo so eben der Blitz einschlug, weil oft ein zweiter Schlag dem einmal gebahnten Wege folgt. Fährt der Blitz nahe bei einem Menschen vorbei, so können dessen Augen dadurch leicht leiden. Man bedecke daher die Augen bei einem nahen Donnerwetter mit einem Tuche, oder halte doch die Hand vor die Augen, wenigstens schlage man die Augen immer zur Erde nieder und sehe nicht nach dem Himmel zu, so wie es auch schon gut ist, wenn man die Augenbraunen und Augenwimpern zusammenzieht. Man nähere sich auch nicht Klingeldrähten, weil der Blitz gern an ihnen herabfährt. Nach vielfach gemachten Erfahrungen sind insbesondere noch die Heuschober, Scheunen und Ställe bei Gewittern in Gefahr, auf welche seit einem oder 2 Tagen ganz frisches, stark ausdünstendes Heu gebracht ist. Nach zwei oder drei Tagen, wenn die stärkste Ausdünstung vorüber ist, ist weniger dabei zu besorgen.

Die besondern Regeln beim Gewitter sind diese.

Muß man bei einem Donnerwetter in einem fremden Hause einen Zufluchtsort suchen, so suche man ihn in einem solchen, welches neben einem höhern oder zwischen zwei höhern steht, weil der Blitz immer nach den höhern Gegenständen hinfährt. Wer zur Zeit des Gewitters auf Thürmen seyn muß, wie Thürmer, Feuerwächter u. s. w., der entferne sich so viel er kann, von metallenen Dächern, Glocken, Uhren, deren Stangen und Ketten, und überhaupt von allem Eisenwerk und andern unzusammenhängenden Metallen. Hat ein Thurm ein ganz mit zusammenhängendem Metalle bedecktes Dach, so ist man am sichersten innerhalb dieses metallenen Daches. Am unsichersten aber ist es in der Spitze, welche oft ganz zerschmettert wird. In den Kirchen entferne man sich von Orgeln und allen solchen Stellen, wo nicht ein in einem ununterbrochenen Zusammenhange bis zur Erde herabreichendes Metall vorhanden ist. Man entferne sich von Mauern, Pfeilern und Kronleuchtern, die an langen Stangen und Ketten hängen.

In Privatgebäuden ist man in den untern Zimmern am sichersten, wenn sie nur trocken sind; und hier ist wieder die mehrste Sicherheit in einem geräumigen und hohen Zimmer, weil Blitzstrahle immer hoch und an der Decke hinfahren, auch der Schwefeldampf nicht so leicht erstickend werden kann, wie in einem engen und niedrigen Zimmer, zumal wenn dieses mit unreinen Dünsten angefüllt ist. Der beste Aufenthaltsort in einem Zimmer ist die Mitte desselben. Bei Annäherung des Gewitters verschaffe man sich in dem Zimmer, das man sich während des Wetters zum Aufenthalt wählt, durch Oeffnung der Fenster und Thüren reine Luft, und damit diese durch zu viel Ausdünstung nicht wieder verunreinigt werde, lasse man nicht zu viel Personen zugleich neben sich seyn. Während des Gewitters lasse man das Fenster oder die Thüre des Zimmers offen; das Fenster, wenn das Gewitter von der Seite her, wo die Thüre ist, die Thüre aber, wenn es von der Seite herkommt, wo das Fenster ist, damit man nicht, wenn der Blitz durch das Zimmer fahren sollte, durch die erstickende Luft getödtet wird. Zur Nachtzeit verlasse man beim Gewitter das Bett; es ist irrig, wenn man sich im Bette vor dem Blitzstrahle sicher glaubt, da Beispiele das Gegentheil lehren. Außerhalb des Bettes ist man überdieß auch mehr in Bereitschaft, sich oder andern zu helfen, wenn der Blitz einschlagen sollte. Man verlasse indeß nicht blos das Bett, sondern auch überhaupt das Schlafzimmer, weil es sehr leicht mit Dünsten angefüllt ist, und begebe sich in das geräumigste und trockenste Zimmer des Hauses. Man stelle sich auch keinem Spiegel gegenüber, weil derselbe von der hintern metallenen Belegung meistens mit großer Gewalt vorwärts gesprengt wird, wenn sie getroffen wird und so sehr beschädigen kann.

Man vermeide noch weiter alle Erhitzungen und alles Schwitzen, oder wechsele, wenn es unvermeidlich ist, die Kleidung, weil ein schwitzender Theil des Körpers beim Blitze in großer Gefahr ist. Man lege auch jedes Metall von sich.

In Städten vermeide man während eines Gewitters die allzu engen Gassen, weil man in ihnen den Mauern auf beiden Seiten zu nahe ist. Man sey lieber in breiten Straßen, und zwar hier in der Mitte, und komme den Dachrinnen nicht zu nahe, weil das von ihnen herabstürzende Wasser dem Blitze zu einem guten Leiter dienen kann. Befindet man sich im Walde, wenn sich ein Gewitter naht, so muß man ihn vor der Ankunft desselben verlassen. Ist dieses aber nicht möglich, so vermeide man wenigstens, so viel man kann, Eichen, und alle Plätze, wo Bäume sehr dicht beisammen stehn, und suche sich eine Stelle aus, wo sie weniger dicht stehn, oder am besten ein von Bäumen umschlossenes freies Plätzchen, auf welchem man vor den Blitzstrahlen am sichersten ist. Befindet man sich im freien Felde, so entferne man sich von allem Gewässer und solchen Stellen, wo unreine Ausdünstungen sind, z. B. von Angern mit Aas u. s. w.; — von großen Körpern, als Anhöhen, Thürmen, einzelnen Gebäuden, Bäumen, beladenen Wagen, Pferden u. s. w. — Von einzeln stehenden Bäumen, Hügeln, Windmühlen und allen hohen Gegenständen muß man sich wenigstens 20 — 30 Schritt fern halten, und zwar so, daß man den höhern Gegenstand zwischen sich und dem Gewitter hat. In Hohlwegen, oder unter geräumigen überhängenden Felsen, lehne man sich nicht an.

Sicherheit kann man auch in trocknen Höhlen unter der Erde suchen, wenn in sie kein Wasser von außen fließen kann. Findet man im Freien gar keinen Schutz, so lege man sich lieber auf die Erde hin, weil man beim Stehen weit mehr in Gefahr ist, — zumal wenn man etwa bei gar zu großer Nähe der Wetterwolken schon bemerkte, daß die Knöpfe des Kleides und andere metallene Theile mit Feuerbüscheln übersäct wären. Auch hat man alles Schwitzen auf das sorgfältigste zu vermeiden, und muß man sich, wenn man schon geschwitzt hat, vor Ankunft des Wetters abkühlen. Schnelles Laufen, Reiten und Fahren ist zu vermeiden, weil hierdurch bei Menschen und Thieren Schweiß verursacht wird, und es überhaupt gefährlich ist, sich während eines Gewitters zu nahe bei Thieren aufzuhalten. Hirten, Feldarbeiter und alle Personen, welche zur Zeit eines Gewitters auf freiem Felde bleiben müssen, können sich am besten durch eine 20 — 30 Fuß lange Stange sichern, welche am untern Ende eine eiserne Stachel von 1 — 2 Fuß hat, um sie beim Aufrichten fest in die Erde zu stoßen, am obern Ende aber gleichfalls eine scharfe eiserne Spitze hat, von welcher, wenn sie aufgerichtet ist, ein eiserner Drath oder eine schwache Kette bis auf die Erde herabhängt, und welche bei Gewittern senkrecht in die Erde gesteckt wird. Um eine solche Stange können in einer Entfernung von 15 — 20 Schritten mehrere Personen sicher stehn. Aehnliche Stangen könnten auch in Dörfern, zur Sicherheit der Dorfwohnungen gebraucht werden; nur müßte jede Stange einige Schuh höher seyn, als das Haus, welches sie schützen soll. Doch würden auch schon nahe um ein Gebäude stehende höhere Bäume, z. B. italienische Pappeln, demselben ziemliche Sicherheit gewähren, nur dürften sie mit ihren Zweigen keinen Theil des Hauses berühren, damit nicht ein sie treffender Blitzstrahl auf das Gebäude geleitet wird.

Da nun auch bisweilen ohne Blitz, blos durch eine erstickende Luft unter der Gewitterwolke, der Mensch getödtet werden kann, so ist es in diesem, obwohl seltenen Falle, wenn man ihn ja befürchtet, allerdings rathsam, lieber das kleinere Uebel zu wählen, und Rettung durch die Flucht zu suchen.

Fußgänger können sich leicht eines hohlen elektrischen Spatzierstocks bedienen, in welchem eine darauf aufzuschraubende messingene Spitze steckt, von welcher man eine metallene Borte mit einem Kettchen und einer Kugel zu unterst, um sie beim Gehen gestreckt und vom Körper abzuhalten, herab auf die Erde hängen läßt, indem man den Stock zur Zeit des Gewitters auf die Schulter nimmt, und seine Spitze nach dem Gewitter zuwendet, so daß sie über den Kopf erhaben ist. Selbst zu Pferde und auf Fuhrwerken kann man sich dieser Stöcke bedienen, — nur müssen die daran hängenden Borten verlängert werden. Auf ähnliche Art läßt sich auch ein Regenschirm mit einer Spitze und ableitenden Borte versehn, welche auch blos vom obern metallenen Knopfe ohne Spitze herabhängen dürfte. Auch Hirten = Hütten und Schäferkarren wären aufs leichteste mit ähnlichen Ableitungen zu versehn. Ein Reiter, oder ein auf einem offenen Wagen Fahrender, ist wegen der größeren Höhe noch mehr in Gefahr. In beiden Fällen halte man lieber still, steige ab und stelle oder setze sich, wenn es sich thun läßt, wenigstens mehrere Schritte seitwärts vom Pferde, welches man irgendwo anbindet, oder vom Wege, nach der dem Stande des Gewitters entgegengesetzten Seite, und zwar beim Wagen gegen dessen Hintertheil, weil wegen der vorgespannten Thiere und des mehreren Eisens die Gefahr um die Vordertheile größer ist, und beobachte von den für Fußgänger gegebenen Regeln so viel, als es die Umstände erlauben. In einer Kutsche, wofern nicht zu viel Personen darin sitzen, oder man besonders sich ganz allein darin befindet, und nur inwendig nicht etwa viel Metallenes, als z. B. viel Geld oder dergl. hat, läuft man zwar weniger Gefahr, wenn man sitzen bleibt, weil die metallenen Knöpfe zu oberst, die vielen Nägel, öfters auch Vergoldungen an den Seiten, meistens einen ziemlich guten Ableiter für den Blitz gegen das Eisenwerk der Räder und von deren Schienen bis in die Erde machen; nur muß man darin so viel als möglich in der Mitte sitzen, und sich an keine der Seiten anlegen. Indessen bleibt es doch immer rathsamer abzusteigen, und sich gleichfalls gegen deren Hintertheil auf der von dem Gewitter abgewandten Seite einige Schritte davon wegzubegeben. Durch eine oben aufzuschraubende Spitze, oder einen Kranz von Metallblech, davon an den Seiten des Kastens Schienen herabgehn, und eine davon bis auf die Erde herabgehende Kette, sind aber auch Kutschen leicht zu sichern.

Berlin, gedruckt bei J. G. F. Kniestädt.

MIX
Papier | Fördert gute Waldnutzung
FSC® C083411

Zeitfracht Medien GmbH
Ferdinand-Jühlke-Straße 7
99095 Erfurt, Deutschland
produktsicherheit@kolibri360.de